いま地域医療で何が起きているのか

「地域医療構想」のねらい

横山壽一
池尾正
増田勝
長友薫輝
今西清

旬報社

はしがき

いま「地域医療構想」の名で、全国いたるところでベッドの削減、医療機関の再編・統廃合などの動きが広がっています。なかでも公立病院は、「地域医療構想」具体化のターゲットとして設定されており、公立病院の統廃合、入院できるベッドの削減、看護師削減の動きが、各地の公立病院で起きています。身近な公立病院の廃止や民営化などの事態も広がっています。

二〇〇七年一二月二四日、総務省は「公立病院改革ガイドライン」を示し、公立病院に経営形態の見直しや統廃合を迫りました。以後、公立病院の数は一一八施設も少なくなり、公立病院の入院ベッド数（病床数）は二万五〇〇〇床も減っています。

二〇一五年三月には、「公立病院改革ガイドライン」が「新公立病院改革ガイドライン」にバージョンアップされ、都道府県が策定する地域医療構想の具体化のために公立病院の病床削減や機能転換を推進することが求められることになり、地方交付税などによる財政誘導政策も開始されました。公立病院の経営形態見直しや統廃合がこれまで以上に進んでいるのはそのためです。

みなさんの住んでいるところで、突然、市立病院が無くなった、診療所が無くなった、町立病院に入院ベッドが無くなって入院できない、市立病院の看板が、「地方独立行政法人〇〇市立病院機構〇〇市立総合医療センター」という長い看板に変わった、などの動きが起こっていませんか？

身近で頼りになる公立病院・診療所で起きている異変の背後には何があるのでしょうか。「新公立病院改革ガイドライン」策定の背景には、社会保障・税一体改革があります。二〇一三年八月、社会保障制度改革推進法の具体化のために社会保障制度改革国民会議がまとめた報告書は、社会保障の見直し・削減の考え方や具体的方法を示しました。医療・介護の見直しの具体的方向として、第一に、「病院完結型」の医療から、地域全体で治し支える「地域完結型」の医療への転換を求めました。第二に、「医療から介護へ」、「病院・施設から地域・在宅へ」という流れをつくるとして、いわゆる「川上・川下一体改革」を提起しました。第三に、医療ニーズの予測にもとづいて、医療・介護サービスの提供体制を数値で目標管理していくとしました。

そして、国保の都道府県化、保険料負担の格差是正、保険者間の保険料負担の平準化、紹介状のない患者への定額自己負担化など、大規模な医療費抑制政策が進められています。新たな病床再編もその一環です。医療供給体制の再編策が、公的医療保険による皆保険体制の再編（具体的には国民健康保険の都道府県単位化）と連動し、医療費適正化計画と一体となって構造的に進められています。この大がかりな改革は、日本の医療保障のあり方を大きく変えるものであり、医療機関のみならず自治体、地域住民までもが公的医療費抑制に駆り出される仕組みとなっています。

政府による連続する社会保障の制度改悪のなかでも、医療・介護の分野が真っ先に取り上げられてきました。その結果、身近な公立病院が無くなる、民営化される、短期間での退院を迫られる、その一方で在宅医療の整備が遅れ、各地で入院難民、看取り難民、介護難民、そして地域医療崩壊と言われる状態を生み出しています。

本書では、こうした事態の本質と内容、そして背景にあるものを解明するとともに、公立病院の職場と地域の現場で大がかりな攻撃と対峙して奮闘している実践例を多岐にわたって紹介し、闘いの展望を示しています。


第1章では、安倍政権が進めている医療・介護改悪の攻撃の本質が、国・自治体の責任で解決し人間らしい生活を実現することを目的とする社会保障の根幹を否定、社会保障を解体へと導くものであることを明らかにしています。さらに、安倍政権がめざす国家改造の戦略と深く結びついていること解明しています。社会保障は社会の責任で生存権・生活権を保障するところに核心があり、安倍政権の自助・互助・共助を中心におく社会保障のとらえ方は憲法違反であり、憲法に立ち戻って社会保障の整備を進めることを強く求めていく、私たちの闘いの基本的構えを整理しています。

第2章では、二〇〇七年一二月二四日、総務省が出した「公立病院改革ガイドライン」によって、公立病院・診療所の統廃合や縮小、地方独立行政法人化や指定管理、民間への売却、経営委託などが急速に進められたことを事実で検証しています。そのうえで、二〇一五年三月三一日に新しく出された「新公立病院改革ガイドライン」が、これまでの改革に加えて、都道府県の地域医療構想をふまえた役割の明確化が加えられ、国が都道府県を使って「公立病院」を極限まで減らす、医療費抑制の正体を明らかにし、公立病院の統廃合や廃止とのたたかいや実践例を掲載しています。

第3章では、入院できるベッドの削減や看護師削減の動きが公立病院でも各地で出ているなかで、「地域医療構想」がそうした攻撃の主要な手段にされていることを明らかにしています。一見精緻なデータ処理と数値化された計画になっていますが、地域や現場の実態からかけ離れている本質と課題を詳細に解明しています。公立病院つぶしや病床削減の理論的根拠を論破して、必要な時にだれでも・どこでも治療が受けられる、入院できる公立病院を身近に確保するためにどうすればよいのか。全国各地での取り組みも紹介しています。

第4章では、新たな公的医療費抑制策の展開として、「川上から川下へ」「医療から介護へ」「入院から在宅・地域へ」の供給体制の再編策の仕組みを、わかりやすく解き明かしています。都道府県に「地域医療構想」などを通じて医療提供体制の管理責任（供給量の調節）を負わせるとともに、国保運営（保険料収入と保険給付等）の責任を持たせる、公的医療費抑制を目的とした新たな政策手法が登場していることを明らかにしています。都道府県が医療費抑制を牽引する役割を果たそうとするなかで、「川上」改革としての「地域医療構想」を正確に位置づけ、あらためて地域の拠点として公立病院の役割を考え、医療介護従事者・地域住民・自治体が、共通認識をもとに将来像を描き、地域づくりを考え行動することを提案しています。

第5章では、公的医療費抑制のための地域医療構想と新公立病院改革ガイドラインのもとで、入院ベッド削減や公立病院再編を大規模に進める攻撃に対抗して、「あきらめない」を重要なキーワードとして、住民の運動の広範に広がっていることを多くの事例で紹介しています。政府の社会保障解体につながる「医療と介護一体改革」の本質を見抜き、公立病院は地域のいのちのとりで、住民共有の財産だとして、各地で新たな住民運動が始まっています。一人でも多くの方に「地域の公立病院を守る」勇気と展望をもっていただき、新たなたたかいをさらに広げていこうと呼びかけています。

だれでも・どこでも必要な治療が受けられ、入院できる公立病院が身近に必要です。どこに住んでいても安心して暮らせ、病院職場では働きがいと誇りを持てる、そうした地域医療を確立しなければなりません。全国各地での取り組みも参考にしていただきながら、ご一緒に考えたいと思います。本書が一人でも多くの方の手に届き、職場と地域で「いのちを守る公立病院を充実させ、地域とともに輝かせる」「住み続けることができる地域医療を実現する」取り組みを広げる一助になることを願っています。

いま地域医療で何が起きているのか——「地域医療構想」のねらい■目次

第2章◉「川上の改革」の中軸に置かれる公立病院
――「公立病院改革ガイドライン」により多くの病院が地域から消えた

第3章◉地域医療構想の内容と本質――何が起ころうとしているのか……57

第4章◉公立病院と地域づくり——新たな政策動向を知る、つくる……83

第1章

政府の医療・介護の際限のない改悪、新段階へ

はじめに

政府による社会保障の制度改悪がとどまることなく続いています。なかでも、医療・介護の分野は、いつも制度改悪の真っ先に取り上げられ、大がかりな見直しを迫られてきました。二〇一八年度には、診療報酬と介護報酬の同時改定が予定されており、さらなる改悪が準備されています。改悪の動きはいったいどこまで続くのか、そして社会保障をどのような姿に変えようとしているのでしょうか。本章では、医療・介護を中心に社会保障の制度改悪の動きとそのねらいを明らかにし、公立病院改革を迫る動きはどこから生じているのか、少し視野をひろげて考えてみます。

1 医療・介護の改悪は社会保障総改悪への突破口

(1) 出発点は社会保障・税一体改革

社会保障改悪の動きはいまに始まったことではありませんが、あらゆる分野をその対象とするいわば総改悪は、社会保障・税一体改革のもとで登場し本格化してきました。この改革は、当初は社会保障の財源確保を行うためには消費税を含む税制の抜本的改革が必要であるというふれ込みで議論が始まりました。社会保障の財源確保との説明に、国民が社会保障の維持・拡充を図るための財源確保だと受け止めたのは当然です。ところが、議論が進むうちに「社会保障の重点化・効率化」が主要な課題となり、効率化という名の見直し・削減を中心とする内容へと変化していきました。この改革を進めるために新たに「社会保障制度改革推進法」という法律が定められましたが、その内容は、まさしく社会保障の見直し・削減を推進することを謳ったものでした。しかも、医療保険や介護保険について「給付の範囲を見直す」という表現で削減を求めるだけでなく、社会保障を自助・共助・公助の組み合わせで考えること、社会保険は保険料を中心とすること、将来は消費税で財源を賄うことなど、社会保障の原理・原則をくつがえす内容まで含むものでした(1)。この法律が社会保障総改悪の出発点となり、以後、改悪が相次ぐことになります。

(2) 社会保障制度改革国民会議による肉づけと工程化

「社会保障制度改革推進法」は、基本的な内容だけを定めた簡潔なものでしたが、その具体化のために「社会保障制度改革国民会議」を設置することを定めていました。その国民会議は二〇一二年一一月から議論を始め、九ヶ月余りの議論を経て二〇一三年八月に報告書を取りまとめ提出しました（以下、「国民会議報告書」）。この報告書は、「社会保障制度改革推進法」からさらに踏み込んで社会保障の見直し・削減の考え方や具体的方法を示し、その後に相次ぐ制度改正の基本的方向を決めていくことになります。

重要な点として、第一に、自助・共助・公助論をさらに展開し、社会保険を「自助の共同化」としたことです。それに対応させて、受給権は保険料支払いの見返り、社会保険への公費投入は限定すべきなどの考え方もあわせて提示しました。これらは、いずれも社会保険の「保険」の側面だけとらえて「社会保障としての社会保険」を否定する考え方です。

第二に、現在の社会保障は「給付は高齢世代中心、負担は現役世代中心の構造」であるとして「全世代型」社会保障への転換を唱えていることです。「全世代型」社会保障は、当然めざすべき方向ですが、現状を「給付は高齢世代中心」として高齢者への給付が行き過ぎであるかのように描き、高齢者の給付を抑制することが「全世代型」社会保障への道であるかのような議論は間違いです。給付が高齢者中心に見えるのは、他の世代の給付が十分に整備されてこなかったからであって、その充実こそ取り組むべきことです。

第三は、この「全世代型」社会保障に関連して、負担のあり方をこれまでの「年齢別」から「負担能力別」に切り替えることを求めたことです。「負担能力別」が真の意味で応能負担であれば求められるところですが、これまで公式には使われたことがない「年齢別」負担を持ち出し、そこからの転換が必要だとする問題の立て方自体に怪しさが見受けられます。それもそのはずで、よく読むとここで言う「負担能力別」は、もっぱら高齢者を対象にして高齢者の負担増を求めるために持ち出されたものだからです。負担のあり方を問題にするのであれば、真の意味での応能負担の徹底と低所得層への過重負担の是正をまず取り上げるべきですが、そのことにはふれていません(2)。

これらの基本的な考え方に加えて、医療・介護の見直しの具体的方向として重要な内容も提起しました。その第一は、「病院完結型」の医療から、地域全体で治し支える「地域完結型」の医療へ、介護や住まい、生活支援までつながる医療への転換を唱えるとともに、フリーアクセスを、いつでも、どこでも医療を受けられるという理解から、「必要な時に必要な医療にアクセスできる」という意味に変えていくことを求めたことです。第二は、これらを「医療から介護へ」、「病院・施設から地域・在宅へ」という流れとしてとらえ、医療の見直しと介護の見直しを一体的に行うべきとしたことです。いわゆる「川上・川下一体改革」の提起です。第三は、総合的な診療能力を持つ医師（総合診療医）の専門性を高く評価して、「総合診療専門医」の養成が重要であるとしたことです。第四は、医療・介護サービスの提供体制の改革にあたって、データをもとに医療ニーズを予測し、提供体制がそれに合致しているかどうかを検証したうえで地域の実情に応じたモデル像を描くことを求めたことです。第五は、医療保険制度改革について、国保の都道府県化、保険料負担の格差是正、保険者間の保険料負担の平準化、緩やかなゲートキーパー機能の導入、紹介状のない患者への定額自己負担化、高齢者医療の自己負担分特例措置の見直しなどを課題として指摘したことです。

「社会保障制度改革推進法」はわずか一五条の短い法律で、制度改革については基本的なことしか書かれていません。その具体化が、「社会保障制度改革国民会議」の手によって制度改革の細部にまでわたって肉づけされ具体化されました。しかも、国民会議を名乗っていますが、国民的な議論はまったく行われないまま、社会保障制度について政府・自民党が実施しようと目論んできた内容をほぼそのまま盛り込みました。まさしく「国民不在会議」による「社会保障解体のススメ」とでも言うべき文書に他なりません。

しかも、この「国民会議報告書」がその後の制度改革に強力な威力を発揮することになります。同じ二〇一三年一二月には、報告書に盛り込まれた制度改正の内容を実施の時期まで盛り込んだ社会保障制度改革プログラム法（正式には「持続可能な社会保障制度の確立を図るための改革の推進に関する法律」以下、「プログラム法」）が成立します。制度の改正には、その制度を定めた個別の法律の改正が必要ですが、それに先立って、その実施を決めて縛りをかけるとんでもない法律です。そして、その後はこのプログラム法に沿って個別法が順次国会に上程され、具体化されることになります。

(3) 個別法による医療・介護の総改悪の具体化

「プログラム法」は、医療・介護の一体改革を二〇一七年度までを目途に順次講じ、必要な法律案を二〇一四年度の国会に提出すること、医療保険制度改革を二〇一四年度から二〇一七年度までを目途に順次講じ、必要な法律案を二〇一五年開会の国会に提出することを盛り込んでいましたが、この条項に沿って具体化が図られていきます(3)。そして、前者については「地域における医療及び介護の総合的な確保を推進するための関係法律の整備等に関する法律」（以下、「医療介護総合法」）が二〇一四年六月に、後者については「持続可能な医療保険制度を構築するための国民健康保険法等の一部を改正する法律」（以下、「医療保険制度改革関連法」）が二〇一五年五月にそれぞれ成立し、この二つの法律で医療・介護の一体改革をはじめ、医療保険制度・介護保険制度・医療提供体制の見直しなど、医療・介護の全般に及ぶ見直し・改悪の内容が具体化され、動き出していくことになります。

この二つの法律に盛り込まれた主な項目だけでも、病床機能報告制度の導入と地域医療構想の策定、介護保険法改正、国民健康保険の都道府県化、患者申出療養の創設、紹介状のない患者への定額負担化、入院時食事療養費の改正、医療費適正化計画の計画期限の変更、後期高齢者支援金の総報酬制への移行など、制度の根幹に関わる内容を多数含んでいます。「国民会議報告書」で挙げられた内容が順次具体化されてきていることがよくわかります。

(4) 社会保障・税一体改革から経済・財政一体改革へ

医療・介護の総改悪は、すでに実施されているもの、準備中のものなどそれぞれですが、二〇一五年六月の「経済財政運営と改革の基本方針二〇一五」(以下、「骨太の方針二〇一五」)によって経済・財政一体改革が提起され、経済・財政再生計画(二〇一六～二〇二〇年度)が示されたことで新たな局面を迎えています。これまでは社会保障・税一体改革として具体化が進められてきましたが、経済・財政再生計画が策定され動き始めたことで、事実上、社会保障・税一体改革はこの計画に組み込まれたもとで具体化・推進されていくことになります。

では、このことでどのような変化が起きているのでしょうか。第一は、この計画は、経済再生、歳出改革、歳入改革を三つの柱にしていますが、医療・介護の改悪もこの三つの柱に沿って位置づけ直されることで、社会保障をめぐる改革から経済・財政をめぐる改革へ、そのための社会保障改革へとシフトしてきたことです。第二は、社会保障は歳出改革の最重点項目として位置づけられたことで、一層の費用削減を求められることになったことです。改革検討項目として四四の項目がリストアップされましたが、そのうちの三分の二が医療に関するものです。しかも、単に削減するだけではなく、「公的サービスの産業化」や「公共サービスのイノベーション」を推進することを求めています。社会保障の削減は経済再生＝ビジネス化とセットになっています。第三は、歳入改革では、公的サービスの産業化を新たな税収増へつなげるとしていることから、この面からもビジネス化を促されていることです。(4)

以上の点より、社会保障・税一体改革から経済・財政一体改革への移行は、社会保障見直しを経済・財政のために活用する局面から、経済・財政再生のために社会保障を削減しビジネス化する局面へと移行してきたことがわかります。

2 医療・介護一体改革と地域医療再編の仕掛け

(1) 川上・川下一体という仕掛け

あらためて医療・介護の一体的改革が、どのような仕掛けのもとで進められているかを整理してみます。これまでとは異なる最も大きな点は、文字どおり医療と介護を一体的にとらえて全体を一気に再編するために、川上・川下という言い方をあえて用いて一連の「流れ」をつくり出す方法をとっていることです。これは「国民会議報告書」が示した「医療から介護へ」、「病院・施設から地域・在宅へ」という流れです。川上・川下一体改革は、したがって医療を削って介護・地域へという改革として具体化されますが、一体的に改革するという姿を示すことで、地域・介護の受け皿ができるから医療を削っても大丈夫、地域・介護の受け皿が整備されれば地域で暮らせるから安心だと思わせて、一気に医療も介護も大きく変えてしまう作戦です。(5) 医療を削って地域の医療は本当に維持できるか、地域の受け皿は安心して医療・介護を受けられるものなのか、「大丈夫」というからには、この二つに納得できる答えが用意されていなければなりません。ところが、川上・川下一体改革は、これらを実現するための手立てを用意していないばかりか、背を向ける対応をとっています。そのことは、別の仕掛けをみることで明確になります。

(2) 医療費の地域差解消という仕掛け

医療の削減は、いくつもの道具を使って巧妙に仕掛けられていますが、そのポイントは都道府県による調整と地域差の解消です。まず前者ですが、都道府県は「地域医療構想」を策定して機能別の病床数の管理に乗り出します。この策定のために各医療機関が厚生労働省に機能別の病床（現状と計画）を報告する「病床機能報告制度」が使われます。ただし、これはあくまで医療機関の意向であってそのまま認められるわけではありません。都道府県は、厚生労働省が示すガイドラインを使って機能別病床数の整備目標を算定します。この数値と「病床機能報告制度」の合計数が合致すれば問題はありませんが、そうならない仕組みになっています。というのは、厚生労働省が示す医療需要の推計を行うためのガイドラインは、潜在需要を切り捨てたうえで地域の実情を無視した機械的な方法をとっているため実際より小さくなるからです。目標数値に食い違いが生じた場合には、構想区域ごとに協議の場を設けて都道府県が「調整」する役割を担います。ここで重要なのは、都道府県は調整に従わない医療機関に対してペナルティを科すことができること、公立病院に対しては直接権限を行使することができるとされていることです。つまり、都道府県の責任で厚生労働省の意向に従わせる仕組みがつくられているということです。

これだけではありません。都道府県は、これとは別に「医療費適正化計画」を策定しなければなりません。すでに五年計画を二度度策定していますが、二〇一八年度から六年計画に変わり、しかも新たに「医療に要する費用の見込み」（医療の支出目標）を盛り込むことになります。しかも、その支出目標の設定についても厚生労働省が示す手順に従わなければなりません。厚生労働省はその手順として、医療費の低い都道府県を「標準集団」とし、この標準集団の数値を各都道府県の年齢・人口構成で補正したものを算定させ、実際の医療支出との差の原因をレセプトデータ等で明らかにするように求め、その差を解消するための具体的手立てを計画に盛り込むこととしています。医療支出目標は、入院・外来・薬剤費等を含み、医療費適正化の手立てには病床削減、後発医薬品の使用割合の引き上げ、平均在院日数の削減などが盛り込まれることになりますが、先の「地域医療構想」の前提となる医療需要、そして病床数などは、この「医療費適正化計画」と整合性がとれていなければなりません。したがって、最終的には、「地域医療構想」も「医療費適正化計画」の医療支出に沿って調整されることになります。ここでも、都道府県の責任で厚生労働省の意向に従わせる仕組みが使われることになります。そして、その際に削減のテコに使われるのが「地域差」です。

(3) 国保を使った自律的調整という仕掛け

これらの道具に新たに加わるのが、国民健康保険の都道府県化です。正確には、都道府県と市町村による管理運営への移行です。都道府県は、市町村ごとの国保事業費納付金を決定し、それをもとに標準保険料を算定しますが、納付金の決定に際しては、市町村ごとの年齢構成の差異を調整した医療費を計算し、これをもとに行います。実際には、この医療費水準と所得水準を考慮して決められることになりますが、ここでも医療費水準が重要な意味を持ちます。しかし、それだけではありません。国保の都道府県化がこれまでの道具と違うのは、都道府県が医療供給だけでなく、保険料の設定を行うことでこれまで市町村が担っていた費用徴収にも責任を持つことになるということです。そして、市町村に対して保険料を使って医療費削減を迫る（保険料を安くしたければ医療費を削減せよ、さもなければ高い保険料を甘受せよ）ことが可能になります。[6]

医療費を抑制するためには、医療供給を制限する（提供量を減らすことで利用量を減らす）と同時に、利用＝需要が高まれば負担（保険料）も高くなるぞと迫り、利用の抑制を図ることが必要です。

都道府県は、これからはこの両方ができる立場になり、自らの医療の支出目標達成のためにも、市町村に対して医療費抑制の圧力を強めていくことになるのは必至です。国はガイドラインを示すだけで、都道府県が自律的に供給と需要の調整を行い医療費抑制に奔走するという仕掛けこそ、究極の医療費抑制策ということができます。しかも、目標が地域差解消に置かれているために、医療費抑制はどこまで進めてもゴールはありません（医療費が低いところがさらに下げれば、高いところは下げ続けても差は縮まりません）。

(4) 地域包括ケアシステムという仕掛け

最後に待ちうけているのが、地域包括ケアシステムです。すでにみたように、医療削減の受け皿として用意されているのが川下に位置する地域包括ケアシステムです。「医療介護総合法」で謳われたような、医療、介護、介護予防、住まい、生活支援を包括したケアの体制それ自体は整備を進めていくべきものです。[7] しかし、安倍政権が進めている地域包括ケアステムは、本来の地域包括ケアとは異質のものです。というのは、地域包括ケアシステムに欠かせない医療（とくに在宅医療）、介護、予防、住まい、生活支援のそれぞれを支える公的な制度を整備するどころか、逆に制度を縮減したり、未整備のまま放置し、その責任をもっぱら個人や家族・地域へ押し付け（自助・互助）、それを地域包括ケアシステムと呼んでいるからです。

そのことを端的に示すのが、介護保険制度の改悪です。本来ならば、地域包括ケアシステムの中心部分を担うべき制度ですが、要支援の制度からの除外、施設介護の対象の大幅な制限（介護度3以上に限定）、低所得の人への負担軽減の限定（補足給付の「厳格」化）など、要介護の人も要支援の人も大幅に利用を制限する改正を、地域包括ケアシステムの整備を謳った「医療介護総合法」と同時に提案し強行しました。また、医療と同じように地域差を問題にし、要介護認定率や介護度などについて見直しや削減を求める動きを強めています。

また、二〇一七年五月に成立した「地域包括ケアシステムの強化のための介護保険法等の一部を改正する法律」では、「地域包括ケアシステムの進化・推進」と称して「地域共生社会の実現に向けた取り組み」の具体化を求め、「我が事・丸ごと」の地域づくりの名のもとに、地域住民や地域組織が「我が事」として率先して地域課題の解決に取り組むことを事実上強制するなど、自助・互助を一段と強める方向へと向かっています。[8]

その一方で、重度の人たちの地域での生活には欠かせない在宅医療は整備計画すらありません。また、要支援のサービスについては、ボランティアや地域組織を掘り起し、そこに担わせようと躍起になっています。とくに生活支援については、保険外サービスの開発と利用を進め、介護保険制度を使わない、使わせない動きが強まっていて、介護保険からの「卒業」を促す取り組みを積極的に評価し普及を図っています。[9] それらと一体的に取り組まれているのが、データヘルス計画をはじめとした健康増進の取り組みで、健康の自己責任を一層強める取り組みです。

ここから見えてくるのは、公的な制度の拡充による地域包括ケアシステムではなく、地域での助け合い、市場での生活サービス商品の購入、自助努力に支えられた地域包括ケアシステムの姿です。したがって、地域包括ケアシステムを追求していけばいくほど自助・互助を強め、制度は後退していくことになります。その意味で、地域包括ケアシステムそれ自体が、医療・介護を変質させ、解体へと導く巨大な仕掛けになっているということです(10)。

3 医療・介護総改悪のねらいと背景

(1) 医療・介護総改悪のねらい

これまで見てきた医療・介護の改悪の動きから、安倍政権が医療・介護をどこへ導こうとしているのか、その攻撃のねらいは何かを整理しておきます。

第一は、社会保障を似て非なるものへと変質させ、解体へと導くことを意図しているということです。真正面からは社会保障を解体するとは絶対言いませんが、自助・互助を中心とした内容に切り替えていく現在の動きは、個人では如何ともしがたい生活上の問題を社会の責任で、具体的には国・自治体の責任で解決し、人間らしい生活を実現することを目的とする社会保障の根幹の部分を否定する動きに他なりません。その意味で自助・互助型への転換は、社会保障を解体へと導くものです。

第二は、皆保険体制を変質させ、解体へと導くことを意図しているということです。政府は、事あるごとに「皆保険は維持する」と言います。しかし、政府が言う「皆保険」は、「国民全員が何らかの医療保険に加わること」という意味でしかありません。たしかに、表向きには「医療保険の加入を限定する」とか「加入は任意とする」とは言っていませんので、「皆保険」は維持しているとも言えます。しかし、そのことをもって「皆保険の維持」というわけにはいきません。皆保険体制は、単に制度に加わるというだけではなく、「いつでも、どこでも、誰もが、経済的不安なく、最高の医療を受けることができる体制」でなければなりません。つまり、形式的な制度への加入ではなく、すべての国民に医療を保障することであり、戦後に「皆保険」としてめざしてきたのもこの内容です。その点に照らせば、ベッドの削減＝入院の制限、アクセスの制限、薬剤使用の制限、自由診療の拡大、自己負担の際限ない引き上げを進める現在の医療政策は、文字どおり皆保険体制を変質させ、解体させるものに他なりません。しかも、保険料滞納者への資格証明書の発行＝事実上の制度からの排除は、形式的な制度への加入すらも制限するもので、皆保険の解体はすでに始まっているといえます。

第三は、介護保険を変質させ、解体へと導くことを意図しているということです。介護保険は、介護問題を個人・家族の問題ではなく社会として取り組むべき問題として位置づけ、「介護の社会化」を掲げて発足しました。しかし、要支援の制度からの排除、施設介護の大幅制限、低所得層の事実上の排除、自己負担の際限ない引き上げといった制度改正の動きは、「介護の社会化」とは正反対の「介護の私事化・家族介護への回帰」に他なりません。さらに言えば、介護保険からの「卒業」とか、「使わない・使わせない」取り組みは、介護保険の解体そのものです。保険料を徴収しておいて使わせないのは、詐欺とも言えます[11]。

第四は、医療・介護の変質・解体を進めることによって、医療・介護をビジネス・チャンスとして活用し、ビジネスとしての医療・介護を広げることによって医療・介護の解体をさらに進めることを意図しているということです。医療におけるヘルスケア・健康産業の育成、介護における生活支援サービス産業の育成などがその典型ですが、いずれも制度を使わない・使わせない、できるだけ民間事業者が商品として販売しているサービスを活用する取り組みとして進められていることがそのことを端的に示しています。医療・介護は、市場原理とはまったく異なる原理、つまり国・自治体が責任を持ち給付と負担をリンクさせない独自のシステムとしてつくられ運営されてきましたから、それを市場に委ねビジネスの対象にすることは、まさしく医療・介護の解体に他なりません。

(2) 医療・介護総改悪と国家改造戦略

安倍政権がこれほどまで医療・介護を敵視し、変質・解体を進めようとする背景には何があるのでしょうか。医療・介護への攻撃はいまに始まったことではありませんが、「社会保障制度改革推進法」以降の安倍政権は、本気で社会保障を壊しにかかっているところがこれまでとは違います。したがって、その背景は、安倍政権がめざす国家改造の戦略と深く結びついていると考えなければなりません。では、具体的にはいかなる戦略でしょうか。そして、医療・介護の解体とどのように結びついているのでしょうか。

第一は、経済再生と新たな成長基盤の確立です。安倍政権はデフレ脱却・経済再生を掲げて登場し、景気回復を政権への支持つなぎとめの生命線に位置づけてきました。アベノミクスを謳い、三本の矢・新三本の矢を矢継ぎ早に打ち続けてきたのもそのためです。しかも、当面の景気回復を図りつつ、中長期の成長を確実にするために「成長戦略」をそのなかに組み入れ、日本経済の構造改革を進めてきました。その成長戦略の重要な柱に位置づけられたのが、他ならない医療・介護です。少子高齢化の進展で医療・介護ニーズは確実に高まっていきます。それを市場に取り込んでビジネス・チャンスを広げ、成長の新たな基盤にする戦略です。成長戦略の文書「日本再興戦略」に「健康寿命延伸産業」を掲げ、「健康・医療戦略」を別に定めたのもそのためです。

第二は、財政再建の悪用です。自民党政権による積年の野放図な財政運営がもたらした財政赤字の累積は巨額になり、放置できない状態になっています。安倍政権は、本気で財政再建を図るつもりはなく、景気回復や成長促進のためには惜しみなく財政支出を行っていますし、これからもその方針を続けるつもりです。しかし、経済・財政一体改革にみられるように、表向きには財政再建を掲げざるを得ません。そこで持ち出してきたのが「財政危機の主犯は社会保障」という説明です。これを使って、財政再建は歳出規模が最大の社会保障の削減が主要課題だとするシナリオをつくり、実行に移してきました。それがすでに取り上げた経済・財政再生計画です。実際にはもう少し手が込んでいて、社会保障財源のためとして消費税増税を続けながら将来的には消費税の税収分に限定する、消費税増税を国民にお願いする以上は社会保障を効率化しなければならないとして社会保障のさらなる削減を進める、社会保障を持続させるためにも給付と負担の見直しが不可欠として給付削減・負担増を進める、社会保障の削減をビジネスに活用し税収の増大に繋げる、おおよそ以上のような手口を場面ごとに使い分けたり組み合わせながら、医療・介護を中心とした社会保障の削減を加速化させています。

第三は、戦争できる国づくりと財政構造の転換です。安保法制の強行で戦争できる国づくりへと大きく歩み始めた安倍政権は、最終的には憲法改正も視野に入れながら体制整備を進めています(12)。その中心となるのが軍事力の強化、アメリカ軍との一体化、戦時に対応した国内体制の整備です。とりわけ、量質とも世界一のアメリカ軍と一体化するためには軍事力の強化が不可欠で、そのための財源確保が欠かせません。ところが上述したように、財政再建を掲げざるを得ない状況では、むやみに財政規模を拡大する方策はとれませんから、どこかを削って防衛費へ回すほかありません。その削減のターゲットとされているのが、他ならない社会保障です。軍事力の強化は、武器の増強だけではなく総合的な軍事力・軍事技術の向上を指します。防衛省による大学・研究者への研究開発補助の大幅な増額はその具体化の一つで、さらなる推進のためにも社会保障の削減を急いでいます。

以上のように、社会保障の削減は、安倍政権の経済・財政・防衛などを通じた国家改造の戦略に組み込まれているがゆえに、本気になって推進してきているわけです。

4　医療・介護総改悪への対抗

では、医療・介護の総改悪に対して、どのように対抗していけばいいのでしょうか。最後にこの点について取り上げます。

安倍政権の医療・介護総改悪の攻撃は、成長戦略や軍事戦略と一体不可分に進められていることから、憲法理念をベースに戦後に築いてきた生存権・生活権の法・制度を乱暴に踏みにじるかたちをとらざるを得ません。そこに国民との大きな矛盾と限界があります。というのは、国民の多数は、憲法を守り、人間らしい生活を可能とする社会保障の整備・充実を強く求めているからです。しかも、財源については不安があるが、社会保障はけっして一部の人だけを対象とするものではなく、すべての国民がそれぞれの状況に応じて安心できる生活を送ることができるための制度であるべきだという気持ちを強く持っています。また、その社会保障に対して、国・自治体が責任を持つべきだと考える一方で、国・自治体が勝手に決めるのではなく、それぞれのニーズにあわせて選択し決定できるような制度のあり方を求めています。とりわけ医療・介護は、それぞれにニーズが大きく異なっているだけに、そうした意向が強くなっています。さらには、身近な医療・介護は、それぞれの地域に適したものにしたい、そのためにも自分たちで議論し決定できる仕組みにしたいという希望も小さくありません。こうした点をふまえて、安倍政権が進める医療・介護政策の問題点を明らかにし、あるべき姿を示していくことが求められます。以下、そのポイントを整理しておきます。

第一は、安倍政権の自助・互助・共助を中心におく社会保障のとらえ方は憲法違反であることを指摘し、憲法に立ち戻って社会保障の整備を進めることを強く求めていくということです。社会保障は社会の責任で生存権・生活権を保障するところに核心があり、その点で「自助・互助・共助・公助」論は、社会保障を否定するものであり誤りであることを繰り返し明らかにしていくことがきわめて重要です。

第二は、安倍政権が社会保障の利用を控えるよう求め、自助・互助で対応できない人だけに制限する動きを強めていることは社会保障のあり方に反することを指摘し、社会保障はけっして貧困状態にある人だけを対象とした制度ではなく、すべての国民に人間らしい暮らしを社会の責任で保障していくものであることを明らかにしていくことです。

第三は、財政赤字の責任をもっぱら社会保障に求める安倍政権の理解は誤りであることを指摘し、国民生活に直結する社会保障に多くの財政が充てられることは何ら問題ではなく望ましいこと、社会保障の財源は国の税・財政のあり方を抜本的に見直し、優先順位を明確にしたうえで計画的に実施していけば十分に賄える状態にあることを明らかにしていくことです。その際、逆進的な消費税に社会保障の財源を求めることは、格差の是正を役割とする社会保障には不適切で誤りであり、税・社会保険料に対する応能負担原則の徹底で対応していくべきことを明確にする必要があります[13]。

第四は、安倍政権が進めている一律の基準を設けて制度の利用を制限する措置（たとえば、要支援は介護保険の対象外、施設介護の利用は介護度3以上、入院期間は基準内など）は、国民の多様なニーズを無視し切り捨てるものであることを指摘し、個々のニーズに即して選択と決定ができる仕組みにしていくことを対置する必要があります。その際、市場へ移して自由な選択に委ねるのは社会保障を壊す方法で認められないこと、そうではなく制度の水準を高めて選択肢を増やし、柔軟な運営によって実現していくべきことこそ社会保障にふさわしい方法であることを明らかにしていくことが重要です。

第五は、地域差の是正を持ち出して医療・介護の削減を迫る安倍政権の政策は、地域の実情を無視した暴挙であり、地方自治・住民自治を否定するものであることを指摘し、医療・介護における自治の徹底を求めていくことです。その際、制度の管理運営の単位と財政単位は一致させる必要はなく、財政はむしろ国・自治体の財政を積極的に活用して調整を図ることを前提に、管理運営の単位より広域とすることも検討すべきです。

おわりに

公立病院改革は、これまで見てきた医療・介護総改悪の一環であり、国・自治体の責任を後退させ、地域の実情も無視して削減を進めることに狂奔し、住民・患者の生命・健康を顧みないという点では、総改悪の典型的な現われと言えます。同時に、公立病院は国民・住民が負担する税で運営されているという点で、国民・住民みんなが直接の当事者であり、強い発言権を持っている問題でもあります。

したがって、安倍政権の乱暴な公立病院改革を食い止め、国民・住民本位の地域医療をつくっていく取り組みは、医療だけでなく社会保障を国民本位につくり直していくうえできわめて重要な意義を持っていると言えます。

（1）この法律は、二〇一二年六月に自民党がまとめた「社会保障制度改革基本法案（仮称）骨子」の内容をほぼそのまま盛り込んで作成されたもので、「基本的考え方」の文言は瓜二つである。

（2）「国民会議報告書」が持つ問題点については、横山壽一「社会保障の解体・解体の『ススメ』——社会保障制度改革国民会議「報告書」の危険な内容」（『月刊国民医療』第三一〇号、二〇一三年一〇月号）を参照されたい。

（3）「プログラム法」は、制度改正の内容・時期を盛り込んだだけでなく、政府の役割を「自立・自助のための環境整備等」と書き込み、「公助」すら消し去るなど、理念においても重大な問題を有している。

（4）経済・財政一体改革の経緯と概要については、横山壽一「経済・財政一体改革と社会保障改革」（『国民医療』第三三四号、二〇一七年春号）を参照されたい。

（5）川上・川下改革を制度化した「医療介護総合法」の経緯と概要および問題点については、横山壽一「医療・介護の一体的見直しと再編——医療介護総合法のねらうもの」（『月刊国民医療』第三二一号、二〇一四年一〇月号）を参照されたい。

（6）国保の都道府県化については、神田敏史・長友薫輝『市町村から国保は消えない』（自治体研究社、二〇一五年）が詳しい。

（7）「医療介護総合法」は、第二条で地域包括ケアシステムを次のように定義している。「「地域包括システム」とは、地域の実情に応じて、高齢者が、可能な限り、住み慣れた地域でその有する能力に応じ自立した生活を営むことができるよう、医療、介護、介護予防（略）、住まい及び自立した日常生活の支援が包括的に書き保される体制をいう。」。

（8）政府は二〇一六年七月に「『我が事・丸ごと』共生社会実現本部」を設置し、二〇一七年二月には「『地域共生社会』の実現に向けて（当面の改革工程）」を策定、翌三月には「『我が事・丸ごと』の地域づくり推進事業実施要項」を公表し、推進事業に乗り出した。これらの取り組みに法的根拠を与えたのが五月の法改正である。

（9）保険外サービスの活用は、「日本再興戦略二〇一三」に登場して以降、戦略的市場創造の柱の一つとして位置づけられ、「経済・財政再生計画」では、「公的サービスの産業化」の具体化として、社会保障関連検討項目のなかにも加えられ、二〇一六年三月に手始めとして全国の「好事例」を集めた『保険外サービス活用ガイドブック』がまとめられた。

（10）地域包括ケアシステムと成長戦略の関連については、岡崎祐司・中村暁・横山壽一『安倍医療改革と皆保険体制の解体』（大月書店、二〇一五年）を参照されたい。

（11）日下部雅喜著・介護保険料に怒る一揆の会編『介護保険は詐欺である』（三一書房、二〇一四年）参照。

（12）安倍政権の国家改造戦略および憲法改正・安保戦略ついては、渡辺治・岡田知弘・後藤道夫・二宮厚美『〈大国〉への執念・安倍政権と日本の危機』（大月書店、二〇一四年）、渡辺治『現代史の中の安倍政権――憲法・戦争法をめぐる攻防』（かもがわ出版、二〇一六年）参照。

（13）社会保障の財源確保については、岡崎祐司・福祉国家構想研究会編『老後不安社会からの転換』（大月書店、二〇一七年）第8章を参照されたい。

第2章

「川上の改革」の中軸に置かれる公立病院

「公立病院改革ガイドライン」により多くの病院が地域から消えた

はじめに

この一〇年間で公立病院の数は一一八施設も少なくなり、公立病院の入院ベッド数（病床数）は二万五〇〇〇床も減っています。

みなさんの住んでいるところで、「突然、市立病院が無くなった。診療所が無くなった」「市立病院が無くなり空地やスーパーになった」「町立病院に入院ベッドが無くなって入院できない」「市立病院や県立病院の看板が、地方独立行政法人〇〇市立・県立病院機構　〇〇市立・県立総合医療センターという長い長い看板に変わった」「〇〇市立病院の名前の前に医療法人〇〇会の名称がつくようになった」などの動きが起こっていませんか？　また、みなさんの働いている市立病院、県立病院等で、「来年度からは公務員でなく非公務員で働いてください、今年度いっぱいで分限免職（民間でいう首切り）です」などと、言い渡されていませんか？

図1を見てください。なぜここまで公立病院と入院ベッド数（病床数）が少なくなってきているのでしょうか。身近で頼りになる公立病院・診療所になにが起こっているのか。そして、よりいっそう公立病院と病床数を減らしなさいと、国が発表していることなどをご存じですか？

図1　公立病院数と病床数の推移（地方独立行政法人を含む）

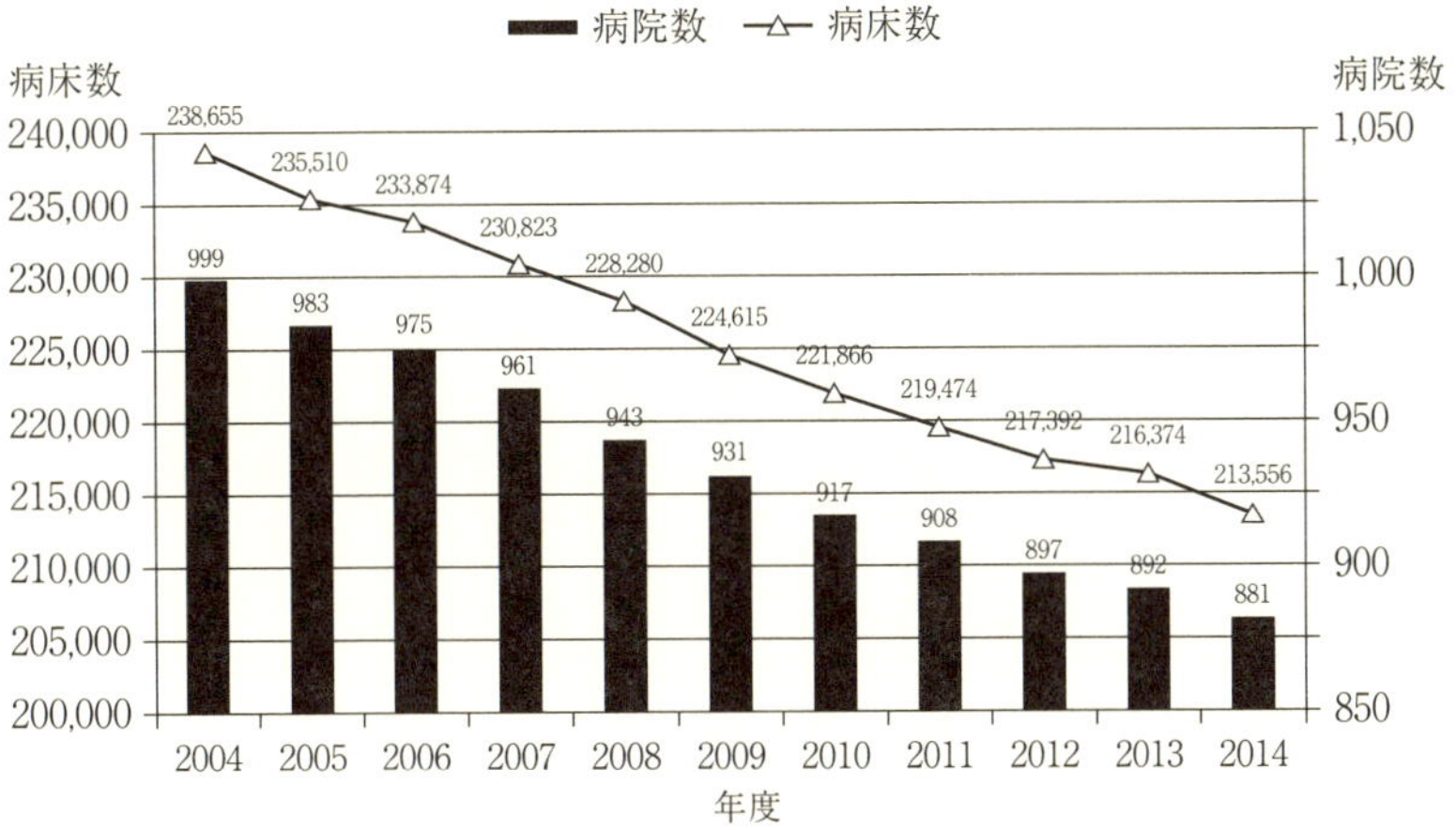

※病院数は、建設中のものを除いている
〔出典〕地方公営企業決算状況調査 地方独立行政法人（病院事業）に関する決算状況調査

1　どうしてこんなに減ってきているのか

二〇〇七年一二月二四日、総務省（国）は「公立病院改革ガイドライン」を発表しました。これにもとづいて、公立病院を運営している全国各地の自治体が作成した「公立病院改革プラン」によって、自治体や公立病院・診療所の赤字を理由にした公立病院・診療所の再編・ネットワーク化による統廃合①や縮小、地方独立行政法人化②や指定管理者制度③などの経営形態の見直し、民間への売却、経営委託などが急速に進められたのです。

その結果、二〇〇四年には九九九の公立病院があったのが、二〇一四年には八八一にまで減少してきています。また、病床数も二〇〇四年には二三万八六五五床でしたが、二〇一四年には二一万三五五六床に減少しています（**図1**参照）。

「公立病院改革ガイドライン」が発表されてから、身近に利用できる公立病院・診療所が無くなり、安心して住めない、住み続けることが難しい地域が増えてきています。また、公務員の身分を剥奪され分限免職（首切り）されるなど、生活設計そのものまで狂わされた職員も数多く出てきています。住民にとっても公立病院職員にとっても、大きな社会問題を引き起こしてきているのが「公立病院改革ガイドライン」なのです。

在宅医療や在宅介護を支え、地域の医療を支えるために、公立病院・診療所が本当に大切な時だと考えます。地域の医療機関や介護施設の下支えと言える、また、そうならなければならない公立病院・診療所を守り、よりいっそう充実させることが重要ではないでしょうか。そのためにも、そこで働く職員が、地域住民の「いのち、健康」を守る職員として、自分の専門性を安心して十分に発揮できる職場、働き続けられる職場を、住民のみなさんと一緒につくることが強く求められています。

2 「公立病院改革ガイドライン」とは

「公立病院改革ガイドライン（二〇〇七年）」の冒頭には、「多くの公立病院において、損益収支をはじめとする経営状況が悪化するとともに、医師不足に伴い診療体制の縮小を余儀なくされるなど、その経営環境や医療提供体制の維持が極めて厳しい状況になっている」と記述されています。国の医療費抑制策や医師養成数抑制策により公立病院の経営状況悪化が引き起こされているのに、まるで他人事のように書き始められています。

続いて「地方公共団体が経営する病院事業は、事業単体としても、また当該地方公共団体の財政運営全体の観点からも、いっそうの健全経営が求められることとなる」「多くの公立病院において、抜本的な改革の実施が避けて通れない課題」としています。これまでの国の責任を放棄し、すべてを公立病院の責任として赤字経営解消を行えとしているのです。

(1) 大きな矛盾 不採算部門を担う公立病院に黒字化を要求

総務省は、公立病院の果たすべき役割として「地域において提供されることが必要な医療のうち、採算性等の面から民間医療機関による提供が困難な医療を提供することにある」と、公立病院の「採算の取れにくい医療を提供する特別な役割」を認めていながら、赤字の解消を求める大きな矛盾をはらんだ方針を出しています。

①山間へき地・離島など過疎地等における一般医療の提供、②救急・小児・周産期・災害・精神などの不採算・特殊部門に関わる医療の提供、③県立がんセンター、県立循環器病センター等地域の民間医療機関では限界のある高度・先進医療の提供、④研修の実施等を含む広域的な医師派遣の拠点としての機能など、主な機能を具体的に例示しています。

このような機能を赤字なしに運営せよということそのものが、あまりにも無理難題を公立病院や自治体に押しつけているものです。

それに加え、健全経営と医療の質の確保に取り組む必要があると、自治体の一般会計等との間での経費の負担区分について明確な基準を設定し、病院運営に対して自治体の税金を投入することに歯止めをかけています。

費用面だけでなく、民間医療機関が多く存在する都市部における公立病院については、果たしている機能を厳しく精査したうえで、必要性が乏しくなっている公立病院については廃止・統合を検討し、また、同一地域に複数の公立病院や国立病院、公的病院、社会保険病院等が並存している場合においても、その役割を改めて見直すとしています。

この「公立病院改革ガイドライン」を遂行すれば、当然、公立病院と、入院ベッド数（病床数）が減ることになります。

(2) 経営効率化、再編ネットワーク化、経営形態見直し

公立病院に「改革」を求める三つの視点

①税金投入で公立病院を支える視点がない「経営効率化」

政府は、医療を継続的に提供していくためには、病院経営の健全性が確保されることが不可欠であると、「公立病院改革ガイドライン」にはまことしやかに書かれています。経営が赤字になってもそれは病院の責任であり、不採算医療に対しての税金投入の視点は、ほとんどありません。

②医師、看護師、医療従事者を削減する「再編・ネットワーク化」

政府はガイドラインで、「道路整備が進んでいるけれど、医師確保が難しい」。それならば、公立病院同士の統合、日本赤十字社等の公的病院との統合などを進めています。公立病院を削減して個々の病院での医療提供ではなく、住民の暮らしている所から離れても、一定の地域全体による医療サービス提供体制ができれば良いとしています。

これでは住民や患者のみなさんが、近くで利用できる公立病院が少なくなります。また、広い範囲の地域の多くの患者を、少ない医師数・看護師数・医療従事者数で診ることになり、医師や看護師、医療従事者の過重労働に拍車をかけることになります。

(3) 公立病院が無くなり、公務員もいなくなる「経営形態の見直し」

ガイドラインは、民間的経営手法の導入として、地方独立行政法人化や指定管理者制度の導入、民間への事業譲渡や診療所化など、公立病院の経営形態の見直しを指示しています。これでは公立病院そのものがなくなります。また、そこで働いていた職員はすべて公務員でなくなります。

採算性等の面から民間医療機関による提供が困難な医療を提供する公立病院がなくなれば、いったいどこが採算のとれにくい医療を提供するのでしょうか。また、公務員として働いていた職員が、公務員の身分を剥奪され、勤務労働条件も悪くなれば、いったい誰が、それまでの医療を提供するのでしょうか。

(4) 地域住民への医療提供より赤字解消が中心

民間では経営上難しい医療提供を公立病院の役割と言っておきながら、「赤字解消」のためなら病院の廃止を行ったり、診療科や入院ベッド数（病床数）を減らしたりするのが、「公立病院改革ガイドライン」です。

〔1〕 診療科の閉鎖や休診、病棟閉鎖

自治体直営から公設民営、[4] 地方独立行政法人、指定管理者制度、などへの経営形態の変更。医師・看護師不足等による診療科の閉鎖や休診、病棟閉鎖といった事態により、住民の医療ニーズに充分に応えられない状態が広がっています。

〔2〕 病院職員に、賃金・手当の改悪、新たな成果主義導入

経営改善のためとして、病院職員に対しては賃金・手当の改悪や、チーム医療を無視した新たな成果主義導入。[5] 経営形態の見直しによる公務員身分の剝奪、分限免職[6]という名の首切りなどが進行しています。

〔3〕 経営優先の病院運営に矛盾　心ならず現場を去る病院職員

政府の医療費抑制策による医療制度改悪のもとで、診療報酬[7]の点数を常に考えて医療や看護を行い、入院単価のアップ、入院日数の短縮のために、患者さんが入院するまでに退院日の説明と了承を得ることを行い、より収入を上げるようにしています。

表１　公立病院の経営収支状況

区分		2013 年度	2012 年度	2011 年度	2010 年度	2008 年度
経常収支が黒字の病院		414	452	470	494	280
		46.4%	50.4%	53.0%	53.9%	29.7%
経常収支が赤字の病院		478	445	416	423	663
		53.6%	49.6%	47.0%	46.1%	70.3%

※上段は病院数、下段は割合
〔出典〕総務省・公立病院改革プランの実施状況等の調査結果をもとに筆者作成

また、支出を抑え収入を増やすために、診療報酬での包括払い[8]である入院時の検査等をできるだけ抑え、入院前に出来高払い[9]である外来での検査が行われています。患者の立場に立った医療・看護の提供ではなく、常に収入を考えて医療・看護を提供することなどによって、医療労働者は働きがいを喪失させ、地域の医療を守るという良心を踏みにじられる状況のもとで、現場を去る人が後をたたず、地域医療の確保をますます困難にしています。

(5)　赤字の公立病院は減ったのか

二〇〇八年度～二〇一一年度は大幅な赤字解消

「公立病院改革ガイドライン（二〇〇七年）」にもとづく公立病院改革プランにより、二〇〇八年度から二〇一一年度にかけて、七〇・三％の赤字の公立病院が四七・〇％まで減少していますが、これは、二〇一〇年の診療報酬改定の効果です。この年の改定は、一〇年ぶりのプラス改定（〇・一九％）となり、とくに「救急、産科、小児科、外科等の医療の再建」「病院勤務医の負担の軽減」が重点課題とされ、急性期入院医療に手厚い改定となったことで、公立病院の経営に一定の改善が見られました。

二〇一二年度からは再度、赤字病院が増える

二〇一二年度から徐々に赤字病院の割合が増えています。ここには、地域医療、へき地医療、救急医療、災害時医療など採算のとりにくい不採算医療を支える自治体病院の姿が見られます。**表1**を見てください。二〇一三年度では、黒字病院四六・四％、赤字病院五三・六％と、二〇一二年度と比べ赤字病院の割合が多くなっています。

経営形態を見直した病院でも赤字

病院の統廃合、縮小・再編が進められ、経営改善のためにと経営形態を見直して地方独立行政法人になった六六病院のうちでも、二〇一三年度には二〇病院が赤字となっています。現在の低診療報酬では経営形態を見直したとしても、そう簡単に黒字に転換することは難しいことを如実にあらわしています。同様に、民間の病院でも二〇一五年には三八・七％が赤字病院となっているという調査結果（日本病院会調査）もあります。

病院経営を襲う消費税増税

公的保険の医療サービスについて消費税は非課税ですが、病院が仕入れる物品には消費税がかかり

ますので、まだ数字としては発表されていませんが、二〇一四年度からの消費税増税により、消費税の支払いだけで赤字経営になる病院も増えているのではないかと想像できます。

(6) 総務省、内閣府が公立病院改革をさらに推進せよ

政府は、「公立病院改革ガイドライン」の取り組みの結果、経常収支が黒字である公立病院の割合が、取り組み前に比べて約三割から約五割（**表1**参照）に改善したが、依然として医師不足等の厳しい環境が続き、半数以上の公立病院が一般会計の繰り入れを含めても赤字経営の状況にあるとして、今後とも不断の改革努力が求められているとしました。

このような状況のなかで、住民から公立病院がいま以上によりいっそう遠い存在となる「新公立病院改革ガイドライン」を、二〇一五年三月三一日に発表しました。

3 「新公立病院改革ガイドライン」とは

「新公立病院改革ガイドライン（二〇一五年）」は前ガイドラインの①経営効率化、②再編・ネットワーク化、③経営形態の見直しに加え、④地域医療構想をふまえた役割の明確化が加えられました。[10]

この四つ目の視点「地域医療構想を踏まえた役割の明確化」が新たに加えられたことによって、各公立病院や自治体は、自らが策定した「新改革プラン」と都道府県が策定した地域医療構想とに齟齬

図2　自治体病院の役割

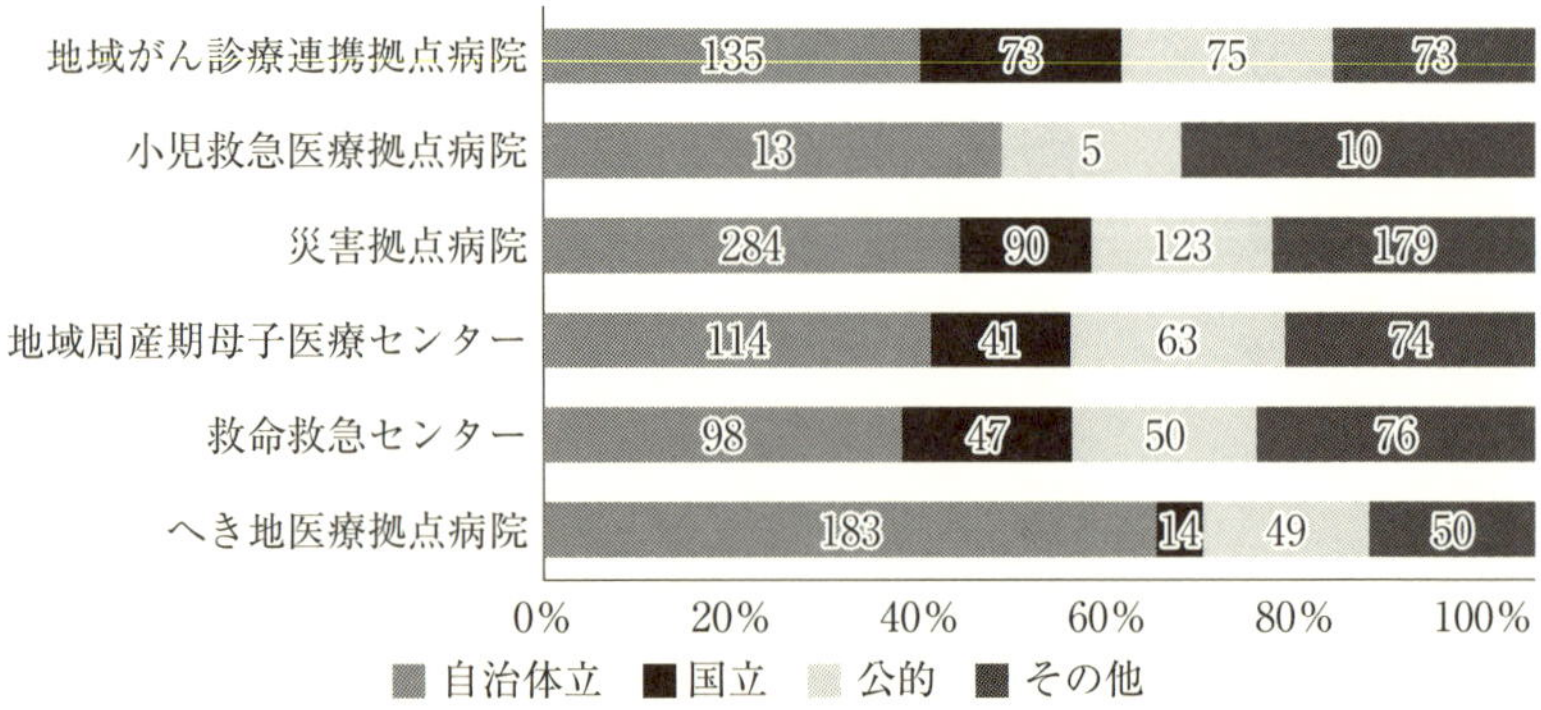

※横棒内数字は病院数

〔出典〕2015年度全国自治体病院協議会資料より筆者作成

（食い違い）が生じた場合には、「新改革プラン」を修正すべきであるとなっています。まさに、都道府県の地域医療構想が先にありきで、各公立病院や自治体の独自性を最初から無視した内容のものとなっています。

国として、都道府県を使って公立病院を極限まで減らすのが「新公立病院改革ガイドライン」となっています。

(1)　地域医療構想をふまえた役割の明確化

公立病院が不採算を担うからこそ、民間は採算のとれる医療ができる

図2にも示されていますように、採算のとりにくい医療、特殊部門等の医療の提供の役割を公立病院は群を抜いて担っています。だからこそ、赤字経営にもなりやすいわけです。役割どおりの医療を提供すればするほど、現在の低医療費政策では赤字となっていくのです。公立病院が不採算の医療を担うからこそ、民間の医療機関は赤字経営を免れ、公立・民間双方による地域の医療全般が守られているのです。

在宅・介護への転換で、誰が医療を提供するのか

「新公立病院改革ガイドライン（二〇一五年）」は、地域包括ケアシステムの構築にあたって、介護保険事業と整合性をとり在宅医療に関する役割を示すなど、いままで地域を支えてきた医療内容の見直しを求めています。いっそうの不採算部門の拡大と、医療から在宅・介護への転換を示唆していきます。まさに、中小の公立病院そのものの役割転換を促すガイドラインです。入院・在宅・介護すべてを公立病院が担うということになれば、いま以上に税金と人員の投入が必要となります。税金も人も投入しないガイドラインではあまりにも無茶な話です。

やっぱり病院は独立採算で

不採算の医療、介護を実施せよと示しておきながら、自治体の一般会計が負担すべき経費の範囲について、公立病院は地方公営企業として運営される以上、独立採算を原則とすべきと、公立病院の経営をバッサリと切るものとなっています。

最後は公立病院と住民に責任転嫁

新公立病院改革ガイドラインでは、「各病院が医療スタッフを確保できないだけでなく、適切な勤務環境を確保できずに地域全体の医療を提供できないことを住民も理解する必要がある」と、国が進めてきた『医療費抑制策』による医師養成数抑制、看護師をはじめとする医療労働者の労働環境の悪

化などに対して、国の責任を放棄して各自治体・公立病院、地域住民に責任を転嫁するものとなっています。

(2) 支離滅裂な経営の効率化

民間病院では担いにくい不採算医療を担うことを公立病院に求めながら、「民間病院の経営状況に係る統計も参考にして、民間病院並みの効率化を目指して取り組むべきである」と、あまりにも支離滅裂なものとなっています。

表2　全国の病院に占める公立病院の割合

	病院数	病床数
全体	8,482	1,566,965
公立	944	227,319
	11.1%	14.5%
国立	329	130,188
	3.9%	8.3%
公的	284	93,989
	3.3%	6.0%
その他	6,925	1,115,469
	81.6%	71.2%

※表2の公立病院は、地方公営企業の病院、公立大学附属病院、地方独立行政法人病院を含む
※表2の公的病院は、日本赤十字社、済生会、厚生連等が設置・運営する病院
〔出典〕厚生労働省『医療施設動態調査』(2015年6月末)

(3) 公立病院を少なくしたい再編・ネットワーク化

①病院の新設・建て替え時、②病床利用率が過去三年間七〇%未満、③地域医療構想での医療機能の見直し検討時に、二次医療圏⑪等の単位での経営主体の統合の推進や、公的病院、民間病院等との再編など他の医療機関との統合・再編や事業譲渡等に踏み込んだ改革案についても検討すべきと、公立病院は統合すべきという内容です。

(4) 公立病院は不必要

民間的経営手法の導入等の観点から行おうとする経営形態の見直しについて、①地方公営企業法の全部適用[12]、②地方独立行政法人化（非公務員型）、③指定管理者制度、④民間譲渡、⑤事業形態の見直し（病院事業からの転換）の五つを挙げています。まさに**表2**に示すように、全国一割強存在する公立病院そのものが不必要という内容となっています。

(5) 都道府県の役割・責任の強化

「都道府県は、自らの公立病院に係る新改革プランとは別に、市町村担当部局の新改革プランの策定についても適切に助言すべき」と、最も住民に近い市町村に対して、合併、統合、譲渡を都道府県主導で行っていくような内容で、地方自治や地域住民の願いなどは無視されるものとなっています。

(6) アメとムチの財政措置

公立病院をなくすための財政誘導のアメ

公立病院新改革プランの策定に要する経費は地方交付税[13]により措置する、再編・ネットワーク化の経費は病院事業債（特別分）を充当する、医療提供体制の見直しにともない不要となる病院等の施設の除去等に要する経費の一部を特別交付税により措置する、病院施設の転用にともなう経費は借換債等で措置する、指定管理者制度の導入等に際し必要となる退職手当の支給に要する経費は退職手当債による措置の対象とするなど、公立病院をなくすため、公務員を減らすために国が財政措置を行いますとなっています。赤字で苦しむ自治体としては、どうしても甘いアメに誘われることになります。

公立病院経営を悪化させるムチ

施設の新設・建替え等（医療機器整備を含む）に係る事業債に関しては、地域の医療提供体制に大きな役割・責任を持つ都道府県が、同意等に際して十分に検討を行い承認する、公立病院の病床数に応じた地方交付税措置については、算定の基礎となる病床数を許可病床数から稼働病床数に変更する、病院建物の建築単価が一定水準を上回る部分を病院事業債の対象から除外する制度を継続する、不採算地区病院の第二種の対象病院について、人口集中地区以外に所在する公立病院から、周辺人口が少ない地域に立地する公立病院に見直すなど、ますます公立病院の経営を悪化させることが危惧される厳しいムチの見直しとなっています。

4 地域を守れ、地域医療と公立病院を守れ、の運動

国は医療費抑制策をよりいっそう推進するために、都道府県に大きな権限を与え、各地方自治体および住民が願う地域医療の充実よりも、地域医療構想最優先の「新公立病院改革ガイドライン（二〇一五年）」にもとづく新公立病院改革を進めています。地域にとって最後の砦となる公立病院をなくし、公立病院の入院ベッド（病床）削減や病床機能の変更により、安心して住めない、住み続けるこ

とが難しい地域が増えてきているのが現状です。

この『医療費抑制策』の国の悪政に対して、地域医療と地域を守る運動をどうすればつくれるのかと悩んでいる地域も数多くありますが、日本の多くの地域で、地域医療を守れ、地域を守れと運動が広がってきています。

おわりに

国の医療・介護に対する大きな流れに対して、言い出しっぺが労働組合なのか住民なのか、それぞれ違いがありますが、多くの地域で自治体労働者、病院職員、住民との共同の運動が広がっています。「新公立病院改革ガイドライン」や「地域医療構想」のもと、地域の現状は単に公立病院の運営形態の変更というだけではなく、「公共性の高い医療」そのものを行政から切り離す方向になってきています。地域全体の健康度を向上させるため、公立病院は病気を治すだけではなく、保健行政や福祉行政と連携して、医療という専門性を如何なく発揮することが、よりいっそう大切となっています。

低診療報酬や国の責任放棄のなかでの「災害時医療」、「救急医療」、「へき地医療」などの採算のとれにくい医療に対して、公立病院が住民のいのちと健康を守るために充分に力を発揮できることが重要です。公立病院が採算性を重視しすぎて、人員や体制、医療物資などをギリギリの状態で運営することは、災害や大きな事故などの不測の事態に対応できないことになります。

国や自治体が、医療そのものを市場化、産業化するねらいは、憲法二五条や医療法、地方自治法上の理念に反するものです。「地域医療」という政策医療とその役割を担う公立病院の使命とも相容れないものです。

職場・地域では、地域医療の充実を求める切実な願いと要求があり、全国各地から取り組まれた自治体への要請（意見書採択）、国会議員への要請運動などあらゆる分野での一点共闘が急速に、そして広範に広がりはじめています。

いまこそ、医療現場の実態と国民生活の実情を広く訴えながら、公立病院の統合・廃止ではなく、「地域で不足している医療」を明らかにし、広範な団体・個人のみなさまと、地域と地域医療の崩壊を阻止・充実をめざすという一点での運動をつくりあげ、よりいっそう発展させることが必要だと考えます。

（1）組織などを廃止したり合併・統合したりすること。
（2）住民の生活や地域社会・地域経済の安定など公共上の見地から、その地域において確実に実施される必要がある事務・事業のうち地方公共団体が直接実施する必要はないもので、民間に委ねると適切に実施されないおそれがあるものを効率的・効果的に行うために、地方独立行政法人法の定めにもとづいて地方公共団体が設立する法人。
（3）地方公共団体が住民の福祉を増進する目的で設置した公の施設の管理運営を、地方公共団体が指定した民間事業者を含む法人・団体に行わせる制度。
（4）国や地方公共団体が施設を設置し、その施設運営を民間の企業・団体に代行させたりすること。
（5）仕事の成果に応じて給与、昇格を決定する人事方針のこと。

（6）公務員について、職務遂行上、支障がある職員を免職すること。個人の責任は問わず、身分を失わせることで公務全体の機能を維持することが目的。

（7）診療所や病院または薬局が行った医療サービスに対する報酬。公的医療保険のもとでは、病院、診療所、薬局などの保険医療機関が保険診療（診療、手術、入院、検査、投薬など）を行った場合に、その対価として保険者から医療機関に支払われる法定の報酬をいう。

（8）医療機関等がどんなにいろいろな検査や薬や注射などの治療を行っても、一日の医療費が定額となるという診療報酬の計算方法。

（9）診察、手術、注射、検査など、一つひとつの医療行為毎に点数を設定し、それらを合計したものが医療費になるという診療報酬の計算方法。

（10）二〇一四年に成立した医療介護総合確保推進法によって都道府県が策定することを義務化した。限られた医療資源を効率的に活用し、切れ目のない医療・介護サービスの体制を築く目的で、将来の医療需要と病床の必要量を推計し、地域の実情に応じた方向性を定めていくとし、政府は二〇二五年までに病床を全国で一六万～二〇万床（二〇一三年比）削減できるとの目標を公表している。

（11）入院ベッドが地域ごとにどれだけ必要かを考慮して決められる医療の地域圏。手術や救急などの一般的な医療を地域で完結することをめざす。厚生労働省が医療法にもとづいて、地理的なつながりや交通事情などを考慮して、一定のエリアごとに定める。複数の市町村を一つの単位とし、都道府県内を三～二〇程度に分ける。一般的に一次医療圏は市町村、三次医療圏は都道府県全域をさす。

（12）公立病院は同法の財務規定の部分だけが適用されているが、条例で組織や職員の身分規定などすべての条文を適用すること。新たに任命される病院事業管理者は予算や職員の人事権を持ち、給料も決められるため、より柔軟な経営ができる。一方で、経営責任が明確化される。

（13）全国的に一定の行政水準を確保するために、国が行う地方財政調整制度。地方税収入の不均衡による地方公共団体間の財政力格差を調整するもので、自治体独自の判断で使える一般財源として交付され、地方収入の約一八％を占める。

第3章

地域医療構想の内容と本質

何が起ころうとしているのか

はじめに

地域医療構想の名による、入院できるベッドの削減や看護師削減の動きが公立病院でも各地で出ています。

どうして、このようなことが起きているのか、必要な時にだれでもどこでも治療が受けられる、入院できる公立病院を身近に確保するためにどうすればよいのか。全国各地での取り組みも紹介しながら、ご一緒に考えたいと思います。

なお、この章は二〇一六年末に執筆し、一部は二〇一七年に加筆しています。

1　地域医療構想策定とその問題点

(1)　「地域医療構想策定ガイドライン」とはどういうものか

国のガイドラインとデータにもとづき都道府県に医師会等の医療関係者との連携が必要

厚生労働省は二〇一五年三月に、「地域医療構想策定ガイドライン」を示しています。これは二〇一三年に成立した医療介護総合確保推進法を受け、『医療介護総合確保方針』をふまえたものとし、①効率的かつ質の高い医療提供体制を構築、②地域包括ケアシステムを構築とした二つの特徴づけを行っています。そのうえで、医療法をはじめとする関係法律の所要の整備と、医療計画の一部として地域医療構想を位置づけています。

都道府県が法令の範囲内で本ガイドラインを参考に、地域の実情に応じた地域医療構想の策定が進むよう、将来の医療需要を推計するため、国がＮＤＢ（National Database）等のデータにもとづき開発した地域医療構想策定支援ツールを都道府県に配布しました。都道府県が地域医療構想を実現するために、公的医療機関には指示、命令、民間の病院に病床数削減を要請、勧告することができるとしています。

都道府県に対しては、医師会等の医療関係者や保険者、市町村だけではなく、住民との十分な連携のもと地域医療構想を策定するとともに、二〇二五年に向けて、将来のあるべき医療提供体制の実現に向け、各医療機関の自主的な取組等を促すとともに、住民の医療提供体制に関する理解や、適切な医療機関選択や受療が行われるよう、周知をはじめとする取り組みを推進されたいとしています。

二〇二五年に向けた医療需要と病床の必要量を推計

二〇二五年に向けて病床の機能分化・連携を進めるため、機能ごとの医療需要と病床の必要量を推計して定めるとしています。

病床機能として「高度急性期」「急性期」「回復期」「慢性期」の四区分を設定しています。これをもとに各医療機関が年一回、自己申告する病床機能報告制度を二〇一四年一〇月からスタートさせています。

「高度急性期」は、救命救急や集中治療を必要とする患者に対し、高度で濃密な医療を提供する機能、「急性期」は、地域で頻回に発症する疾患への専門的な医療を提供する機能、「回復期」は、急性期を経過した患者に在宅復帰に向けた、継続的な医療やリハビリテーション医療を提供する機能、「慢性期」は、短い期間では治り難い疾患を持つ患者を受け入れる機能、としています。

(2) 二〇二五年の医療需要推計方法とその問題点

実態に合わない算出方法

二〇二五年の必要病床数は、二〇二五年の「医療需要推計」と、国が決めた「各病床機能の稼働率」から算出されます。この将来需要は、二〇一三年のレセプトデータを内閣府の専門調査会が解析し、性・年齢階級別の「受療率」に「将来推計人口」を掛け合わせて算出されています。現在一三五万床余りある一般・療養病床を二〇二五年に四機能合計で一一五万～一一九万床とするもので、マスコミ報道でも病床大幅削減計画として報じられています[1]。

しかし、このレセプトデータは診療の結果であって、患者・住民の医療ニーズではありません。必要な医療が身近にない、お金がなくて医療にかかれなかった、救急搬送された時には「手遅れ」等の未受診や未入院については、レセプトに反映されません。

高度急性期や急性期のベッド数は大幅削減

さらに、レセプトデータ解析にもとづく機能分化にも問題があります。高度急性期は、削減率が一番多く、急性期とあわせると三割強の削減が示されています。回復期は、現状より三倍強の増床で病院が担うべき医療区分の変更を促しています。

回復期は、「急性期を経過した脳血管疾患や大腿骨頸部骨折等の患者に対し、ＡＤＬ（日常生活における基本的な動作を行う能力）の向上や在宅復帰を目的としたリハビリテーションを集中的に提供する機能（回復期リハビリテーション機能）』」とされていますが、多くの疾病は病院・地域・家庭等の事情から、各人の病状回復と地域の病床整備状況からも一律的に急性期と回復期の機能のすみわけが難しい課題と言えます。

高度急性期は「急性期の患者に対し、状態の早期安定化に向けて、診療密度が特に高い医療を提供する機能」と定義され、具体的に該当する病棟の例として、救命救急病棟やＩＣＵ、ＨＣＵ等を例示し、他の病棟にも高度急性期機能の定義に該当する患者がいることを前提としています。したがって、病院側の病棟機能の整備とスタッフ体制の充実が必要であり、医療機関から都道府県への現状報告の時点で現状にそぐわない病床の減少が考えられます。同時に、平均在院日数のさらなる短縮が考えられており、こうした機能を受け持つ病棟とその機能を有する病院スタッフへのこれまで以上に厳しい勤務環境が想定され、就業場所として敬遠されることも考えられます。

入院から在宅への転換を進める

地域医療構想策定ガイドラインは、出来高部分のレセプト点数が一七五点未満であれば、在宅扱いで需要をカウントして入院から在宅への転換を進めようとしています。在宅医療とは、「居宅、特別養護老人ホーム、養護老人ホーム等、現在の療養病床以外でも対応可能な患者の受け皿となることも想定」と定義づけています。在宅施設と慢性期医療の現場に、これまで以上に医療依存度も介護度も高い患者が増えることとなり、施設でも在宅でも、肉体的にも精神的にも経済的にも、患者・家族に計り知れない負担の増大をもたらすことになります。

(3) 「地域医療介護総合確保基金」の活用と病床削減の誘導

地域医療構想の達成に向けた病床の機能の分化および連携にあたっては、都道府県が定めた構想区域における病床の機能区分ごとの必要病床数にもとづき、医療機関の自主的な取り組みおよび医療機関相互の協議により進められることを前提としています。これを実効性のあるものとするために、厚生労働省は「地域医療介護総合確保基金の活用等により、必要な施策を進めていく必要がある」と基金の活用を促しています。

地域医療介護総合確保基金は、消費税の増収分を活用し、平成二六年度（二〇一四年度）に創設（毎年度国の配分により事業を実施）されました。

基金の区分は、①地域医療構想の達成に向けた医療機関の施設又は設備の整備に関する事業、②居宅等における医療の提供に関する事業、③医療従事者の確保に関する事業とされ、二〇一四年度から医療分だけでも毎年九〇〇億円超の額が各都道府県に交付されています。

一方で地域医療の現場では、これまで果たしてきた機能区分の変更等が病院側にも求められることになり、地域医療全体として「統合・再編・病床削減」、各病院の病床機能変更が進むことが考えられ、ますます病院が住民から遠のく恐れがあります。こうした基金の活用は、当該自治体の議会での審議と住民監視のうえで進められなければなりません。

住民側の取り組みとして、地域医療の真の改善運動を進めていくことが重要です。

(4) 地域医療を担う「かかりつけ医」も不足

厚生労働省は、在宅医療等での対応を促進するとし、かかりつけ医を持つことが重要であり、その機能を地域で十分に発揮することを期待するとして、急変時の対応や看取りまでかかりつけ医を中心とした地域の体制に求めようとしています。

しかし地域では、家族への依存による負担に加え、医師の高齢化や後継者不足等から都市部も過疎地域も全国的に地域の診療所等が充足しておらず、政府の根本的な対策が発揮されない限り、引き続き減少していきます。

さらに、疾患別にかかりつけ医を持つことも非常に困難な状況にあります。住んでいる地域に病床と診療所がなければ医療・介護難民となる事態につながり、「未看取り、不看取り、無看取り」といった孤独死の事例も予測されます。在宅医療は、システムも体制整備も国の方策としてまったく未知数であり、今後の課題と言わざるを得ません。

(5) 医師、看護師、医療従事者も不足

医師業務の一部を特定行為の看護師へ

厚生労働省「ガイドライン」は、「限りある医療資源を有効活用し、業務を分担するとともに互いに連携・補完し合うチーム医療を推進していく専門職について人材確保に取り組む必要がある。医療従事者の確保は、在宅医療の推進においても求められている。医師・看護職員等の確保が困難な市町村に対しては、地域医療支援センター、都道府県ナースセンターなどによる支援を行うことが望ましい」としています。

このことは「かかりつけ医」の定着対策につながらず、医師業務の一部を特定行為の看護師へ、また看護行為を介護者へ、介護を在宅へということが進み、地域においては安心安全な医療・看護提供体制からは遠のくことが懸念されます。

看護師の多すぎる夜勤回数と少なすぎる人員の改善こそ急務

同時に、看護師削減の動きもありますが、四機能別病床すべてにおいて、その基準となる看護師定数を減らさず増やし、安心・安全な提供体制を整備し、勤務条件改善することが急務です。そのため

に全国各地の医療労働者への違法残業をはじめとした「働き方」を改善し、多すぎる夜勤回数を減らし、少なすぎる人員を改善し、業務にあった体制の確保と定着を進めていく必要があります。国や自治体には、定着対策を進める施設へのバックアップ対策をさらに講じる必要があると考えます。

(6) 住民への周知の問題

一般財団法人厚生労働統計協会の報告書によれば、「地域医療構想の検討状況を住民に情報提供することについて、多くの都道府県においては、ホームページ等で資料や議事録の情報提供を行っている。しかし、ホームページを見ても、地域医療構想の検討状況に関する情報が見あたらない都道府県もある」と指摘しています。地域医療構想策定は、住民の暮らしと生命にかかわることであり、行政機関が情報をすべて公開し、住民への周知・合意、そして住民参加を大前提として、諸施策の実施を検討することが求められます。

(7) 「地域医療構想」策定状況

二〇一七年三月八日付の「共同通信」による各紙の報道によると、「各都道府県が医療提供体制の将来像を示す『地域医療構想』で、二〇一五年に必要な病院のベッド（病床）数は、二〇一三年時点の一三四万床強から約一五万六千床、一一・六%減少する見通しとなることが分かった」「共同通信の集計では四一道府県で病床が過剰とされ、鹿児島など八県は削減率が三〇%を超す」と報じています。

(8) 計画を策定した都道府県の成果と課題

計画策定した都道府県に課題山積

「地域医療構想」について、策定した都道府県がどのような「成果と課題」をもっているのか興味深い報告が、「地域医療構想策定に関する都道府県アンケート報告」とした「東京大学公共政策大学院 医療政策教育・研究ユニット」のレポートがウェブ上にあります。そこには、調査方法を紹介し、回答状況四二県（八九％）、「地域医療構想策定の成果と実施・実現にあたっての課題」としてテーマごとにその分析がされています。主なテーマは、①受療実態を反映した医療圏の再編の成果と課題、②急性期医療機能の分化と連携の成果と課題、③高度医療機能の分化と連携の成果と課題、④都道府県と市町村の連携による在宅医療整備の成果と課題、⑤提供側と患者住民が一体となった医療提供体制の改革の成果と課題、⑥医療・介護提供者の確保と配置の成果と課題、⑦地域におけるＰＤＣＡサイクルの向上の成果と課題、⑧ステークホルダー人材育成の成果と課題です。

国と自治体が住民の声を聞くことが必要

筆者は、「地域医療構想」が二〇二五年に向けた取り組みであり、「構想」を示した都道府県においては、成果としたことも、同時に今後の課題としたことも多くあることから、今後とも国や都道府県

表1　都道府県の2025年の入院ベッド増減計画

	増減数	増減率
北海道	-10,366	-12.4%
青　森	-4,661	-28.3%
岩　手	-4,358	-29.0%
宮　城	-2,362	-11.2%
秋　田	-3,462	-27.5%
山　形	-2,724	-22.7%
福　島	-6,109	-28.4%
茨　城	-5,229	-19.4%
栃　木	-2,874	-15.7%
群　馬	-3,414	-16.3%
埼　玉	3,643	7.2%
千　葉	2,969	6.3%
東　京	5,426	5.0%
神奈川	9,531	15.2%
新　潟	-4,862	-21.0%
富　山	-4,844	-33.6%
石　川	-3,983	-25.1%
福　井	-2,707	-26.3%
山　梨	-2,323	-25.2%
長　野	-3,599	-17.6%
岐　阜	-3,507	-19.0%
静　岡	-7,791	-22.7%
愛　知	-1,433	-2.4%
三　重	-3,671	-21.3%
滋　賀	-1,447	-11.3%
京　都	-326	-1.1%
大　阪	10,096	11.0%
兵　庫	-3,745	-6.7%
奈　良	-1,149	-8.1%
和歌山	-3,636	-27.7%
鳥　取	-1,546	-20.8%
島　根	-2,606	-28.4%
岡　山	-5,906	-22.6%
広　島	-6,634	-18.8%
山　口	-7,481	-32.0%
徳　島	-4,297	-32.3%
香　川	-3,745	-27.0%
愛　媛	-6,135	-29.3%
高　知	-4,968	-30.6%
福　岡	-8,573	-11.6%
佐　賀	-4,381	-32.6%
長　崎	-6,498	-27.8%
熊　本	-10,785	-33.9%
大　分	-4,206	-22.3%
宮　崎	-5,439	-33.0%
鹿児島	-10,680	-34.9%
沖　縄	679	4.6%
全　国	-156,118	-11.6%

〔出典〕『しんぶん赤旗』（2017年4月12日付）

が適切な対策を講じるとともに、市町村においては住民の声を聞き、報告し続けていくことが地域で生きいきと暮らし続けられる条件づくりだと確信します。地域医療がどのように変化し、これらの課題を解決していけるのか、議会などを通じた住民側の監視と意見発信、そして必要な運動にも取り組むことも大切だと確信します。

2　地域医療構想の背景をみる

(1)　安倍政権のねらい——社会保障改悪計画のなかで

社会保障改革を「経済・財政再生計画」のなかで位置づけ

政府は、「経済・財政再生計画改革工程表二〇一六」において、社会保障分野の医療・介護提供体制の適正化、インセンティブ改革公的サービスの産業化、負担能力に応じた公平な負担、給付の適正化、薬価、調剤等の診療報酬及び医薬品等に係る改革、年金、生活保護等とし、社会保障体制を「経済・財政再生計画」としても位置づけ推移しています。

また、「社会資本整備等コンパクト・プラス・ネットワークの形成、公共施設のストック適正化、国公有資産の適正化、ＰＰＰ／ＰＦＩの推進、ストック効果の最大化を図る社会資本整備の推進、社会資本整備を支える現場の担い手・技能人材に係る構造改革等」とした工程表を示しています。

「骨太方針二〇一六」でも「着実に取組を進める」

「骨太方針二〇一六」「同二〇一七」でも、こうした改革工程表を定めたプログラムにもとづいて着実に取組を進めるとし、主要分野ごとの改革の取り組みを以下のように位置づけています。

「社会保障分野においては、世界に冠たる国民皆保険・皆年金を維持し、これを次世代に引き渡すことを目指し、『経済・財政再生計画』に掲げられた医療・介護提供体制の適正化等に係る四四の改革項目について、改革工程表に沿って着実に改革を実行していく」としています。そのなかで地域医療構想について「二〇一六」では、「二〇一六年度末までに全ての都道府県で策定し完了するよう、都道府県への支援を行うとともに、地域医療介護総合確保基金のメリハリある配分等により、病床の機能分化・連携を推進する。医療計画・介護保険事業（支援）計画との整合性やこれまでの議論の内容に十分留意しつつ、介護療養病床等の効率的なサービス提供体制への転換について検討する」としています。「二〇一七」では、地域医療構想の実現に向けて地域ごとの「地域医療構想調整会議」での具体的議論を促進する。病床の役割分担を進めるためデータを国から提供し、個別の病院名や転換する病床数等の具体的対応方針の速やかな策定に向けて、二年間程度で集中的な検討を促進する。これに向けて、介護施設や在宅医療等の提供体制の整備と整合的な慢性期機能の再編のための地域における議論の進め方を速やかに検討する。このような自主的な取り組みによる病床の機能分化・連携が進まない場合には、都道府県知事がその役割を適切に発揮できるよう、権限のあり方について、速やかに関係審議会等において検討を進める。また、地域医療介護総合確保基金について、具体的な事業計画を策定した都道府県に対し、重点的に配分する。

医師偏在、診療科偏在対策は検討止まり

一方で、医療従事者の需給の見通しは、地域偏在対策等について検討を進め、二〇一六年内に取りまとめを行う。とくに医師については、地域医療構想等をふまえ、実効性のある地域偏在・診療科偏在対策を検討するとしています。しかし、検討にとどまり具体性と実効性に乏しいものと言わざるを得ません。これらは、国と自治体の施策として地域医療構想の完結を待たずとも、第一の課題として直ちに講じる必要があります。

また、「潜在需要の顕在化六〇〇兆円経済の実現に向け」とあり、「社会保障分野においても、民間の資金や知恵を活用することで健康長寿分野における多様な需要を顕在化させ、消費・投資市場を拡大させていくとしていますが、こうした保険外サービスが国の施策として充実されることになります。

(2) 具体策は「日本再興戦略二〇一六」と「未来投資戦略二〇一七」

保険外サービス活用促進へ健康情報を集約

骨太方針二〇一六の具体策として「日本再興戦略二〇一六（二〇一六年六月二日）」では、ＩｏＴ（Internet of Things）等の活用による個別化健康サービス、健康・予防に向けた保険外サービス活用促進、個々人の状況にあったサービスの提供を実現するため、保険者・企業が有するレセプト・健診・ウェアラブル端末等から日常的に取得できる健康情報を対象者の同意のもとで集約・分析し、個別に健康サービスを提供する実証事業を開始するとしています。

医療保険者に対する予防・健康づくりを強化するインセンティブ改革にあたっては、こうした取り組みも含め、ＩＣＴ（Information and Communication Technology）等を活用した予防・健康づくりにインセンティブが付与されるよう設計を行うとしています。

公的保険外サービスの拡大

さらに、公的保険外サービスによる健康増進等にとどまらず、ＩＣＴやロボット、人工知能、ゲノム解析等の技術革新を最大限に活用し、医療・介護の質や生産性の向上、国民の生活の質の向上、革新的な医薬品・医療機器等の開発・事業化につなげ、グローバル市場の獲得をめざすとした具体的な策定方針を示しています。

公的サービスの産業化

このように政府は、社会保障分野においては、世界に冠たる国民皆保険・皆年金を維持と述べる一方で、公的サービスの産業化、負担能力に応じた公平な負担、給付の適正化としています。つまり、医療・介護等、社会保障の市場化で受給者には「保険外」の豊富なメニューの検討と実効が優先され、多額のお金がなければ、生きる望みとその権利も保障されないもので、社会保障の理念が崩れるものです。

私たちは、まずは憲法にもとづく社会保障の基盤整備を行い、医療・介護の現行保険制度のなかで国民一人ひとりに等しく受給できるシステムづくりの最優先を求める声を上げ、行動しなければなりません。

(3)「地域医療連携推進法人」の創設──医療・介護の営利的大規模企業化

広範囲な「地域医療連携推進法人」の活用

「地域医療連携推進法人」の創設をめぐっては、二〇一七年四月施行となっています。厚生労働省が示したこの「法人制度」活用事例では、①大学病院、市立病院、独立行政法人立病院等（総合病院どうしのグループ化によって、機能分担、業務連携を検討）、②中規模の医療法人等（地域の中堅病院の間で、診療科目の分担、職員の相互交流等の連携を検討）、③医療法人、社会福祉法人等（総合病院、診療所、介護施設等の中心に、総合的なコールセンターを設置し、連携促進を検討）、④がん治療を専門とする医療法人（薬剤の共同購入や高額医療機器を使った治療の連携等を検討）、⑤自治体病院と医療法人（自治体病院の改築にあわせ、地域の病院再編のため制度の利用を検討）、⑥中規模の医療法人等（入院中の患者等への給食サービスの共同化を中心として連携を検討）となっています。さらに、こうした法人制度を活用した一体的経営に大学附属病院を巻き込むため、大学から附属病院だけ別法人化できるとしています。

これらは、そもそも病院の位置づけや役割、設置団体や勤務条件が異なる病院の連携・統合であり、国と自治体が強引に進めていくことに対する反発が設置者と住民からあると考えられます。

研究開発・医療イノベーションの促進も

政府は、日本再興戦略で大学病院も組み込むことで、研究開発・医療イノベーションの促進も期待されるとしていますが、それは医療関係企業のみが潤い、地域医療と地域住民の命がおろそかにされ、巨大法人に統括された効率優先の儲かる医療・介護になるのではと、私は危惧を抱くものです。

医療・介護提供体制の再編を、不動産をはじめとした投資のチャンスととらえられており、研究開発から臨床医療・介護まで丸ごと投資対象とすることを可能にします。こうした「連携」「再編」という名の「統廃合」は、病院等の廃止をともなうことや、不便地への移転も考えられます。

医療施設へのアクセスが課題に

医療施設へのアクセスが、自家用車でしか通院できない状況が拡大していますが、本人と家族の高齢化による通院時の高齢者の自動車事故を防止することからも、病院への公共交通機関が必要です。最近、各自治体では様々な制度活用が実施されてきていますが、地域においては「かかりつけ医」同様「かかりつけバスや、かかりつけタクシー」の整備も直ちに必要になっています。

3　全国津々浦々で地域医療を守る運動の前進を

富裕層には手厚く、多くの国民は除外され

私たち国民は、国民の生存権である憲法二五条をはじめ、地方自治の本旨である住民の福祉の増進とした地方自治法第一条や「国及び地方公共団体は、国民に対し良質かつ適切な医療を効率的に提供する体制が確保されるよう努めなければならない」とした医療法第一条により、地域で医療と福祉を享受し、健康で文化的な暮らしを営んでいます。

行政と医療機関は、「地域医療」と地域に必要とされる診療体制と医師・看護師確保と定着をはかり、「保健・医療・介護・福祉の連携・共同、地域住民のいのちと健康を守る」ことを役割としています。こうした法律や制度にもとづき全国どこでも医療を享受できる体制の整備がされてきました。

しかし、「地域医療構想」をはじめとした政府の「戦略」は、これらの理念と供給体制を後継に追いやる本質を持っており、富裕層には手厚く医療・介護が提供されるが、多くの国民はそのラインから除外され、生きる望みと権利を奪われかねません。

「医療・介護難民」をつくらせない

さらに、病院間の統合・再編が全国少なくない地域で検討され、公立病院の再編の動きが強まるこ

とになると考えられます。ある市の「改革プラン」では「老朽化で病院の建替えが必要、県の地域構想に沿って医療機関の再編ネットワーク化など、地方債、地方交付税支援などの財源対策を講じていく」としていますが、地域の医療需要より政府の財政政策を優先するもので、病院建て替えが統合再編に誘導されるものになっています。住民として当該自治体の病院がどのように変化するのか注視し、ひとりの「医療・介護難民」もつくらせない取り組みが大切です。

私が所属する労働組合・自治労連が厚生労働省に二〇一七年一月、「地域医療構想において、地域の実態を無視した安易な病床削減や病床機能の変更を行わないこと」等の要請を行った際に、厚生労働省担当者からは「病床削減が目的ではない。地域で協議されるべきもの」と回答しています。したがって、私たちは憲法にもとづく関係法令の理念、そして地方自治、住民自治の立場から、地域住民のみなさんとともにスクラムを組んで、共同の運動を働く地域はもとより、住み続ける地域で進めていく必要があると考えています。

地域医療要求調査や政策提言

自治会や市町村および都道府県、そして医療圏等の地域医療要求調査等の取り組みや「地域医療構想」が、その地域のニーズと合致するよう政策提言を行っていく必要があります。そのうえで、国と自治体およびそれぞれの議会に対して、地域医療構想について都道府県での進捗状況を質し、実態を無視した病床削減や病院統廃合でなく、地域医療機関の存続と地域医療の充実を求める請願、陳情に取り組みます。

各地の地域医療を守る運動と共同して

地域医療を守り充実をはかる立場で、医療関係団体、地域の個人・団体の方がたと懇談・共同を進めています。こうした同じ思いを持っておられる方がたとの「つながる手段」としては、SNSの活用、新聞、テレビ、ラジオなど地元のマスコミ関係者への取材を要請し、地域医療を守る広範な世論を形成することに心がけ、全国・地域・各地の地域医療を守る運動と共同して進める必要があります。コラム（七八頁〜八一頁）では、地域の労働組合も地域医療を守る運動が継続して取り組まれているので紹介します。

おわりに

二〇二五年に向けて、国民の医療を受ける権利そのものがどうなっていくのでしょうか。「地域医療」の中核を担う公立病院の縮小・統合が進められるようなことになれば、住民のいのちが脅かされ、地域で住み続けることが困難になるのではと危惧も持つところです。「地域医療構想」が、今後地域で安心して住み続けられる町づくりに活かされるよう、地方における医療機関のあり方について、その設置自治体や都道府県および国に対する住民側の監視と意見発信が重要であると考えます。

（1）全国ベースの各機能別の二〇二五年必要病床数は、「二〇一四年病床機能報告」との比較において、「高度急性期一九・一万床を一三・〇万床とし、急性期五八・一万床を四〇・一万床、回復期一一・〇万床を三七・五万床、慢性期三五・二万床は二四・二～二八・五万床とし、二九・七～三三・七万人は在宅等で対応する」としています。

《引用文献》

＊厚生労働省「地域医療構想策定ガイドライン」。
＊都道府県の「地域医療構想概要」。
＊中日新聞 LINKED22。
＊第七回地域医療を守る運動全国学習交流集会・基調報告および自治労連千葉県本部報告。
＊「地域医療構想策定に関する都道府県アンケート報告」として東京大学公共政策大学院 医療政策教育・研究ユニットのレポート報告。

コラム①
自治労連千葉県本部の取り組み

自治労連千葉県本部は、県が二〇一六年三月に策定した千葉県地域医療構想の特徴と問題点について、次のように分析し、住民運動を行っています。

千葉県は、保健医療計画の一部として地域医療構想を策定し、二次医療圏ごとに必要病床数や病床機能を再編する試案を公表しています。必要病床数では、一般と療養病床が四万六八五七床（平成二八年一月一日現在既存病床数／県資料）のところ、県全体で五万四床（平成三七年〔二〇二五年〕における医療機能別必要病床数）と、「三一四七増床」を必要としています。圏域別でみると、都市部の四地域で五四六一床増やすものの、人口減を理由に印旛、香取海匝、山武長生夷隅、君津、安房の五地域で二三一四床を減らすとしていますが、基準病床数（四万五八九九床）が既存病床数（四万六八五七床）を上回っていなければ新たな病床の整備はできないとしており、前記「三一四七床」の増床が必要なところ、千葉で一三四床、東葛南部で五二七床、東葛北部で六三三床の合計一二九四床しか増床は認められないことになり、高齢者が急増する都市部で病床数が不足し、その他地域でも病床不足の固定化につながります。

病床機能の再編では、高度急性期・急性期を減らす一方で、回復期や慢性期を増やし、一般病床の障がい者や難病患者を慢性期へ移し、療養病床患者を入院受療率の低下を前提に七〇％を在宅医療へ移すとしています。高度急性期の患者を早期退院させ、急性期から慢性期医療を担う中小民間病院の経営を直撃することになり、二次や三次救急医療の崩壊にもつながります。超高齢化で救急医療等の需要が増えるのは必至であり、削減ではなく高度急性期病床の空白地域の解消など充実を求めます。さらに、公立病院改革では、許可病床から稼働病床への変更などの運営費や建設費の地方交付税措置を見直しました。一律的に救急や専門医療などへの機能転換や民間も含む二五一七床の非稼働病床の削減、統廃合を誘導し強制されれば経営を圧迫し、病院の存続に影響します。

こうしたことに対する県全体の取り組みは、①国からの画一的・機械的な押しつけを許さず、国や県に対して、医療法第三〇条の四（医療計画）「都道府県は、基本方針に即して、かつ、地域の実情に応じて、医療提供体制の確保を図るための計画を定めるものとする」の、とくに『地域の実情に応じて』の立場に立つこと。あわせて平成二七年六月一八日付厚生労働省医政局地域計画課長文書「あくまでも（地域の）自主的なとりくみが基本であること」を活用した取り組みを推進しています。

②「地域医療構想」の策定にあたっては、医療法施行規則に定める「病床稼働率」ではなく、正確な患者・入院需要調査、住民の健康の実態など地域の実情をふまえた医療需要を把握し、実際の稼働率とすることを求めています。③とくに県は、国に追随するのではなく県民の健康と命を守る立場から、現状の遅れた医療介護提供体制の拡充、地域間格差の解消と、二〇二五年に向けた体制強化を図ることを基本に、今後の「保健医療計画」で具体化させていくことを求めます。④そのために、地域医療の会や地域社保協などと共同し、二次医療圏単位の「地域医療構想調整会議」への懇談・要請を強化し、「地域医療と公立病院を守る千葉県民連絡会」として対県に向けた運動を強めることとしています。

コラム②

京都府の動きとその取り組み

京都府の「地域医療構想中間案」は二〇一六年一二月末に示され、名称は「京都府地域包括ケア構想」としています。府による「推計」は、二〇一六年五月一日現在の許可病床数二万九六九〇床に対し、二〇二五年の病床数を二万九九五七床とほぼ同数とし、この「構想」で二次医療圏ごとの「機能別必要病床数」は明示せず、病床総数のみとしています。

この「中間案」での京都における「地域包括ケアシステムの推進」とした「取組み」では、「地域包括ケアシステムの強化、施策の方向」で「医療、介護、介護予防、住まい及び日常生活の支援等が切れ目なく提供されるように推進」とし、「看取り対策」では、「看取りの文化の醸成等の対策を推進」する。「在宅医療の推進体制の整備」では、「高齢者等が安心して在宅等で療養するためには、かかりつけ医、病院、訪問看護、歯科医師、薬剤師、介護支援専門員、訪問サービス、通所サービス等の体制が十分に整備される」と「地域特性に応じた在宅医療・介護連携を推進することが必要」とし、その「施策の方向」では「病院での在宅医療を支援」としています。

京都における今日までの住民運動の経過は、「二〇〇八年総務省の『公立病院改革ガイドライン』」前後に、京都府が二〇〇五年、府立洛東病院を廃止しています。同年、市町村合併を機に大江町立国保病院が、二〇〇六年には精華町国保病院が指定管理者制度に移行しています。府立医大病院は二〇〇八年に法人化、二〇一三年には府立与謝の海病院が府立医大附属病院化したことにより、法人に移行しています。京都市では、市立病院と市立京北病院が二〇一二年から独立行政法人化しています。

どの地域においても、当該病院の労働組合がその病院の動向を住民に発信し、「公立病院は公立のままで」と願う患者さんやご家族の方がた、そして幅広い団体との住民運動のなかで、運営形態変更後も各自治体の役割として、地域医療をはじめとした政策医療などの継続が図られてきました。

さらに、住民への調査活動としては、京都府丹後医療圏での「医療・介護アンケート」を二〇一三年九月、京都社保協に結集する各団体の呼びかけにより実施しています。そこでは、地域実態を明らかにし、要求運動の契機とすることを目的に取り組み、医療機関等への訪問・対話、調査票を新聞折り込みなど、二万枚配布し、ほぼ二〇〇〇通回収。その回答では、この地域の特徴として老年化率が高く、世帯構成の特徴として二世代三世代が三七％、六〇歳以上の単身者が一二・七％であったこと。医療分野への回答では、通院時間は一五分以内が四三・四％だが、交通手段は七六・四％が自家用車で、運転できなくなった時の問題点も改めて浮き彫りになっています。また、「受診を控えた理由」に「大したことない」「行く暇がない」に続いて、「受診したい診療科がない」と回答者が第三位であったことも特徴と言えます。こうした住民運動の中心を担ってきた京都の各地域社保協は、引き続き二次医療圏ごとの上記の取り組みを継続し、当面各地域において「地域医療構想」を学ぶ学習会を行っています。

第4章

公立病院と地域づくり

新たな政策動向を知る、つくる

1　はじめに──地域づくりのスイッチを入れる

(1)　地域の医療保障・介護保障をつくる視点

地域の医療や介護を考えるとき、地域づくりへの視点は欠かせません。公立病院の役割を考えるうえでは、より重要な視点となります。端的に言うと、「地域の医療保障、介護保障をつくる視点」です。

ただし、地域づくりに特効薬はありません。「どうすれば住民本位の地域包括ケアに取り組めますか?」はよくある質問で、ときには「いま私たちは何をしたらいいですか?」という率直なご感想をいただくこともあります。

たしかに政策動向を正確に把握するだけでも、それなりに時間を要します。医療・介護をめぐっては、大がかりで抜本的な制度改革が進行中です。公立病院もこの改革のなかにおかれています。どのような行動をとればよいのか迷うのは仕方がありません。ただ、その際に大事なことは、どのような視点で取り組むのか、ということになります。

おそらくいま公立病院に必要とされるのは、政策方針として提示されている「地域包括ケアシステム」づくりに積極的に関わり、住民、専門職、そして自治体とともに地域で独自の住民本位の地域包括ケアを構築するという視点です。

(2) 公立病院としての役割を考えるきっかけづくり

もちろん、公的医療費抑制策の一環である「地域包括ケアシステム」づくりに寄与したくない、というご意見も十分に理解できます。ただ、すでに政策が着々と進められている現状を変えることができるのは、地域でどれだけ共同して改善に取り組めるかにあると思います。

「地域包括ケアシステム」と法的にもワンセットである「地域医療構想」についても同様に位置づけ、両者を地域づくりの一環としてとらえていく視点が必要となっています。

医師をはじめとする専門職団体や自治体だけでなく、最近では自治会や民生委員など、地域に従来から組織されている団体からのご相談が多くなっています。地域住民のなかに「地域包括ケアシステム」づくりに関わっていかなければならないのでは、という問題意識が醸成されつつあるようです。

公立病院だからこそ、地域づくりのなかでどのような役割を果たすことができるのか、そして、地域住民にとってどのような存在であるべきなのかを再構築する転換期にあるといえます。進行中の大がかりで抜本的な制度改革の政策動向を知ることから始めましょう。

2　新たな公的医療抑制策の展開

(1)　日本の医療保障の特徴

具体的に地域でどのように医療保障、介護保障をつくっていくのか、という視点で医療・介護をめぐる政策動向を確認します。

これまで公的医療費抑制策が一九八〇年代から展開されてきました。二〇一八年度からは新たなステージへと入ります。

日本の医療保障は、①公的医療保険における皆保険体制、②医療提供体制の二つを通じて実践されています。この二つを連動させ、都道府県に責任を持たせる新たな公的医療費抑制の仕組みが二〇一八年度から始まることになります。

これまでも公的医療費抑制策として、病床再編などの供給体制の再編が進められてきました。ただ、今回の供給体制の再編策はこれまでのものと異なるのはたしかです。①公的医療保険による皆保険体制の再編（具体的には国民健康保険の都道府県単位化）と連動し、医療費適正化計画との整合性を図る新たな公的医療費抑制策となっている点です。

改革の一環として、二〇一五年五月二七日には医療保険制度改革関連法が成立しています。なお、筆者は同法案を審議する参議院厚生労働委員会から参考人招致を受け、意見陳述をしました（同年五月二二日）。同法案で最大に評価できる点は、皆保険体制の堅持という強い決意表明です。安倍首相も国会答弁で述べたように、今後も公的医療保険を通じて皆保険体制を堅持するという視点から、参考人として意見を述べ、与野党の議員からの質問に応じました。

その際にも述べたとおり、公的医療保険による皆保険体制の堅持という視点から考えれば、同関連法や現在進行中の大がかりな改革は、日本の医療保障のあり方を大きく変える可能性のあるものであり、その内容を人びとに広く知らせる必要があるといえます。なぜなら、医療機関のみならず自治体、地域住民までもが公的医療費抑制に駆り出される仕組みとなっているからです。そして、入院難民、看取り難民、介護難民といった用語が世間に溢れるような、深刻な状況がより顕著となる可能性も指摘されています。

医療保険制度改革関連法において、国民健康保険の都道府県単位化が二〇一八年度から始まることになりました。この結果、都道府県においては「地域医療構想」を策定し供給体制を管理しながら、市町村とともに国保の保険者となって医療費をコントロールすることが求められます（国保の都道府県単位化については、神田敏史・長友薫輝『新しい国保のしくみと財政』自治体研究社、二〇一七年を参照ください）。

(2) 医療提供体制の再編

②医療提供体制の再編については、「川上から川下へ」「医療から介護へ」「入院から在宅・地域へ」などの用語に象徴される供給体制の再編策が進められています。「川上」の部分に該当する「地域医療構想」は、二〇一六年度末までに各都道府県で策定されました。そして、市町村には「川下」部分として「地域包括ケアシステム」構築が求められ、在宅医療・介護の体制づくりが急務となっています。なお、この「地域包括ケアシステム」の範囲は以前より拡大する傾向を見ることができます。

医療費適正化計画は現在、第二期の五年目となりました。二〇一八年度からは第三期(第三期から一期は六年間)が始まり、「地域医療構想」との整合性が求められることになります。二〇一八年度からの新たな公的医療費抑制策の展開に向けて、各地で準備が進められている現状です。「地域医療構想」は「地域包括ケアシステム」と法的にもワンセットで連動し、国保の都道府県単位化のもとに医療費適正化計画との整合性を図ることになります。

二〇一八年度から国民健康保険の都道府県単位化、第三期医療費適正化計画、第七次保健医療計画、第七期介護保険事業計画等がスタートします。また、二〇一八年四月は診療報酬・介護報酬の同時改定の時期でもあります。かつてなく大がかりで抜本的な制度改革が進行中で、二〇一八年度はその節目となります。

3 「地域医療構想」を契機に地域づくりを考える

(1) 「地域医療構想」と他の政策との連動

「地域医療構想」はデータにもとづき、各地であるべき医療を議論し形成する契機としてとらえることができます。ところが、各都道府県における「地域医療構想」の策定状況をふまえれば、実際には病床数の決定が先行するなど、医療の将来構想を地域で議論し、合意形成を図っていく状況にはまだ至っていないように見受けられます。「地域医療構想」策定における地域の動向などをもとに、これからの医療や介護を地域でどのようにつくっていくのか、「地域医療構想」にみる医療保障、介護保障をつくる視点を持つことが重要となります。

「地域医療構想」は大きな医療制度改革の供給体制の再編策の一つとして登場したものです。だからこそ、二〇一八年度からの第三期医療費適正化計画（六年間）や国保の都道府県単位化など、新たな公的医療費抑制策との連動が想定されます。「地域医療構想」に象徴される医療提供体制の再編により、医師不足・看護師不足といった人員不足の固定化（不足しているという実態を問題視しない）、医療難民・介護難民の増大への懸念が浮上しています。

こうした懸念については、都道府県レベルの議会から意見書が出されています。診療報酬を引き下げず地域医療を守ることを求める意見書が二〇一七年一〇月には北海道議会、そして同年一二月には三重県議会などで全会一致の採択がなされています。

これらの意見書では、公立病院に関する地方交付税の算定基礎を許可病床から稼働病床に変更したことにもふれ、地方交付税による財政措置が減少し、へき地、救急医療など不採算部門を担っている公立病院の経営はいっそう厳しいものとなっていると指摘。そして、このことによって「医師や看護師の不足のために一時的に閉鎖している病床を、将来にわたって閉鎖状態のままに固定化するのではないかとの懸念も指摘されている」(二〇一七年一二月二一日、三重県議会意見書、http://www.pref.mie.lg.jp/KENGIKAI/000125209_00006.htm)としています。

なお、「地域医療構想」策定を契機に、構想区域ごとで検討する場が設定されました。より意義あるものとするには医療関係者のみならず住民参加を進め、地域からのベクトルを共同で形成する必要があります。地域住民との連動、地域における医療保障づくりをいっそう進めることが重要となっています。公立病院が「地域医療構想」においてどのような役割を求められているのか、各地域での状況を確認していただきたいと思います。

各地で地域づくりの構想を計画・策定し、そのなかに「地域医療構想」が配置されるべきですが、残念ながら、そのようになっていない現状です。「地域医療構想」はまちづくりの構想や計画のなかに位置づけられてはじめて、地域性を反映したものとなるでしょう。

(2) 地域の実態を反映するデータをつくる

「地域医療構想」を策定する過程としては、二〇一四年一〇月からスタートした病床機能報告をもとに医療需要を試算し、二〇二五年にめざすべき医療供給体制の必要量を換算し、必要病床数が提示されるというものでした。

「地域医療構想」の医療需要推計では、提供体制の機能分化・再編を進めるという政策意図にもとづく「一定の仮定」を織り込んで将来需要を算定するものです。

そのため、厚生労働省や都道府県が提示するデータ以外に、各地域で自主的にデータを作成し検討することも重要となります。その際には、たとえば京都医労連が作成した入院需要を推計できるワークシートが参考になります。ウェブサイトから入手した「受療率」と「将来推計人口」のデータを貼り付けるだけで、圏域別に、その地域の将来の入院需要を推計できるものです。県平均の受療率をベースに、二次医療圏など地域ごとに、推計年次（たとえば地域医療構想と同じ二〇二五年など）の医療需要を算出できます。

このワークシートによる推計は、直近の入院状況をそのまま将来の人口構成に反映し、その年の入院需要の推計値を算出することができます。

「地域医療構想」の推計は、二次医療圏の直近のレセプトデータをもとにしており、医療資源の少ない地域の医療格差・受療格差をそのまま固定化することになります。一方、このワークシートでは、県平均の受療率を用いることで、県内の提供体制格差による受療格差を埋める水準の値を算出するものです。

様々なデータを使用しながら、場合によっては地域独自でデータをつくりながら、地域の実態を反映した政策的対応が取られるよう検討を加えていく必要があります。

(3) 地域住民の理解と参加を得る

「地域医療構想」を策定する過程において、たとえば三重県では二次医療圏よりも細かく八つの構想区域に分けて検討し策定しました。なかでも地域医療に関わる活動をされてきた住民団体の方がたが委員として加わり、三泗地域、伊賀地域、伊勢志摩地域の三つの地域においては住民団体の方がたが当初より参画されていたのが特徴的でした。

こうした姿勢は非常に重要であり、「地域医療構想策定ガイドライン」にも次のように記されています。「地域医療構想の策定段階から地域の医療関係者、保険者及び患者・住民の意見を聴く必要があることから、都道府県においては、タウンミーティングやヒアリング等、様々な手法により、患者・住民の意見を反映する手続をとること」となっています。こうした姿勢は今後の政策展開に欠くことはできません。地域住民の理解と参加を得る手立てを尽くすことが必要とされるからです。

この点について、さらに「地域医療構想策定ガイドライン」は「地域医療構想の実現に向けては各医療機関の自主的な取組及び医療機関相互の協議を促進するためには、共通認識の形成に資する情報の整備が必要となる。また、こうした情報は、患者が理解することにより、より適切な医療機関の選択や医療の受け方につながることから、情報に対する丁寧な説明を行い、患者・住民、医療機関及び行政の情報格差をなくすよう努めるべきである」としています。

各地域においては「地域医療構想策定ガイドライン」の視点に従って、地域住民の理解と参加を得て、これからの地域の医療保障を考えなければなりません。

そして、地域の実情に応じて「地域医療構想」を考えれば、次のような懸念が成り立ちます。

「病床の大幅な削減が行われれば、地域の医療ニーズに十分応じることができなくなるおそれがあるばかりでなく、医療機関の経営基盤を揺るがすとともに、医療従事者の雇用機会の喪失、さらには、将来の医療従事者をめざす若者の士気をも低下させることにつながり、結果的に地域の医療提供体制を崩壊させることになりかねない。よって、国においては、今後、地域の実情に応じた地域医療構想を策定し、これを実現させる過程において、柔軟に対応することを可能とする制度の運用を行われるよう、強く要望する」（二〇一六年三月二二日、三重県議会意見書より抜粋、http://www.pref.mie.lg.jp/KENGIKAI/26488008347_00002.htm）。

二〇一五年には徳島県議会でも同様の意見書が採択されるなど、「地域医療構想」と関連する政策展開に対する懸念が浮上しています。なぜ、このような動向が見られるのでしょうか。

4 「地域医療構想」と「地域包括ケアシステム」

(1) 「川上」から「川下」へ

「地域医療構想策定ガイドライン」によれば、「効率的かつ質の高い医療提供体制を構築するとともに、地域包括ケアシステムを構築することを通じ、地域における医療及び介護の総合的な確保を推進するため、医療法を始めとする関係法律について所要の整備等を行うものとされ、この中で医療計画の一部として『地域医療構想』が位置付けられるとともに、その実現を目的に『協議の場』を構想区域ごとに設置する」(一部省略)こととなった背景があります。

このことは、「地域医療構想」を把握するには、医療提供体制の再編はもちろんのこと、「地域包括ケアシステム」の構築に象徴される内容にまで理解を広げていく必要があることを示しています。

日本の医療保障、介護保障のあり方を変えるためのキーワードとして使用されているのが、先述のとおり「川上の改革」「川下の改革」です。「川上の改革」と称されている中身は、医療提供体制の再編ということになります。

「川下の改革」と称されるのは「地域包括ケアシステム」の構築です。「川上の改革」において病床再編を進め、押し出されてくる患者・利用者の受け皿となる体制づくりを地域で整理して準備を進めるものです。そのため、医療提供体制の再編を象徴する「地域医療構想」と、医療・介護の地域での受け皿づくりを意味する「地域包括ケアシステム」は法的にもワンセットであり、現在進められている大がかりな改革の「車の両輪」として整理することができます。

(2) 「先進的」と「再現性」

「地域包括ケアシステムの深化・推進」が二〇一七年五月に可決・成立した介護保険法等の改正で提起されています。ただ、深化どころか、ようやく地域で関係者が集い場を設定できたという地域も少なくありません。あるいは、まだそのような場の設定には至っていないところがあるのも実情です。

このように地域によって様々な事情があり、「先進的」として紹介する事例を全国に普及しようとして「いくらその要因を抽出しても、他の地域での再現性はない」（田中耕太郎「病院収容列島は地域ケアに転換できるか」『週刊社会保障』No.二九一七、二〇一七年三月二七日号）のが実態です。

さらに、厚生省ＯＢでもある田中氏は同論文において「行政の思惑で住民の意識や行動を変えてやろうなど、善意ではあれ、現実の社会というものへの生活実感が不足しているのではないだろうか」と指摘しています。

「地域包括ケアシステム」とは、二木立氏がすでに指摘しているとおり、「システム」ではなく「ネットワーク」です（二木立『地域包括ケアと地域医療連携』勁草書房、二〇一五年、第一章参照）。

各地の現場では、今回の介護保険法等改正をはじめとする政策動向を知れば知るほど、地域包括ケアが「ネットワーク」であることがより理解されるようになっているのではないでしょうか。「システム」という名称が付与されているため、制度化等への期待の声などもありましたが、皮肉にも今回の介護保険法等改正の「地域共生社会の実現」というフレーズとあわせて、結局は理念が中心だということが浸透しつつあります。

(3) 地域で考え行動する

「地域医療構想」の策定作業が投げかけていることは重要です。医療提供体制の再編に関して、本来必要な地域で考え、体制をつくっていくというボトムアップの視点が各地域で薄れていたことは否めません。

そして、何より病床削減という事態だけでなく、「地域包括ケアシステム」の構築といった点からも在宅医療・在宅介護の体制づくりが喫緊の課題となっています。そのためには、地域住民を巻き込んで現状の共通認識を図り、専門職のファン・サポーターを獲得し、未来を一緒に描いていくような動きが不足しています。ようやく各地でそのような動きを共同で形成するチャレンジが始まりました。医師をはじめ専門職の仕事が厳しい状況にあります。だからこそ、こうした動きがいっそう必要となるのではないでしょうか。

なお、「地域医療構想」の病床削減案に関して、「現在稼働していない病床を削減するものであればよいのではないか」といった意見を耳にされたことはないでしょうか。もちろん、そのような意見にも一定の理解を示すことができますが、大事なことは稼働していないから削減するよりも、なぜ現在稼働していないのかという原因の究明をすることが先決となるでしょう。

おそらく、根底には医師や看護師不足など医療労働者の人員不足が起因となっているのではないでしょうか。「地域医療構想」によって医師不足や看護師不足が固定化されるとすれば、本末転倒な議論といえます。むしろ、必要なことは医療従事者の確保という課題に取り組むことであり、様々な仕かけを政策展開として積極的に選択することが求められています。

原因は地域によっても事情が異なります。だからこそ、「地域医療構想ガイドライン」や、各地の地域医療構想調整会議で提示されているように、全国画一的な医療需要の推計とそれにともなう病床数案の提示はあくまで参考として、具体的な地域の実情を反映した計画づくりを進めなければなりません。

今回の「地域医療構想」の策定を契機として、そして「地域包括ケアシステム」の構築の政策展開を受けて、協議がようやく始まったという地域が多いのではないでしょうか。もちろん、以前から地域で医療保障・介護保障をどうするかという協議や検討、実践を積み重ねてきた地域の存在がありす。医療介護従事者・地域住民・自治体が地域の医療保障・介護保障に関する共通認識を図り、将来像を描いていくことが重要となっています。形式的な会議を積み重ねているようでは未来を描くことは難しくなります。なお、会議や協議の事務局役を担う自治体担当者のスキルアップを欠くことはできません。

また、各地の地域医療調整会議でも意見が出されたように、在宅医療体制の充実に向けた動きの形成が欠かせません。たとえば、三重県では在宅医療に二万人を超える患者をシフトすることを想定していますが、そのためには在宅医療を支える「在宅療養支援診療所・病院」が不足しています。こうしたなかで「地域医療構想」は現実的な目標となりえないのでは、との指摘がパブリックコメントにおいても見られました。各地で在宅医療体制の充実に向けた検討が始まったところです。公的医療費抑制のみを目的とした拙速な議論とならないように注視する必要があるといえます。

5 公的医療費抑制策

(1) 都道府県の役割強化

「地域医療構想」には公的医療費抑制の新たな段階を担う手法としての役割があります。今回の大がかりな改革のなかで、二〇一八年度からの国民健康保険の都道府県単位化が決定しました。市町村は引き続き国保を担い、国保の財政管理は都道府県が担うこととなりました。

都道府県に「地域医療構想」などを通じて医療提供体制の管理責任（供給量の調節）を負わせるとともに、国保運営（保険料収入と保険給付等）の責任を持たせる、公的医療費抑制を目的とした新たな政策手法が登場することとなりました。

都道府県は「地域医療構想」を策定し医療の供給量の調節を行いながら、「医療費適正化計画」において医療費水準の目標設定が求められることになります。いわば、医療費の支出目標にあわせた医療保障のあり方の追求です。ただ、この手法は冒頭に述べた公的医療保険を通じた皆保険体制の堅持という視点からも、社会保障という観点からも遠のいていくものとなることが予想されます。医療や介護のニーズに応じた医療・介護提供体制の整備が必要であるにもかかわらず、費用抑制策に応じて供給量を調節し、供給量に応じて需要（医療や介護のニーズ）を調節することを可能にするものです。公的医療保険の給付対象を狭くすることにも連動します。

(2) 供給抑制策と「対岸の火事」

そうなると、「健康日本21（第二次）」のなかで厚生労働省が指摘し危惧しているように、社会経済的格差と健康格差の連動がいっそう進展することにつながりかねません。疾病と貧困の悪循環、がさらに加速することになります。こうした事態となることを歴史的事実と法則性から学び、科学的な根拠をもとに医療保障・介護保障が整備されてきました。

私たちが自信を持って、地域で医療保障・介護保障をつくる視点をもとに、医療難民・介護難民といった事態が深刻化しないよう、冷静に客観的事実をふまえ、政策形成に関わっていくことが重要になると考えています。あわせて、過剰な医療費抑制につながらないよう慎重な政策展開が必要とされます。

そして、新たな公的医療費抑制の政策展開において都道府県の役割が強化されたため、公立病院に対しては直接のコントロールが効くこともあり、病床削減や病床転換などを図りやすい環境が整備されています。

「地域医療構想」のなかで、都道府県は医療費抑制を牽引する役割を果たすことになります。とくに、公立病院はベッド数を削減しやすい環境が整備されました。地域の医療機関でまず削減対象として差し出されるのは公立病院だということになる地域が出てきます。そして、このような動向に対して、病床が削減されるのは「うちじゃなくてよかった」と考えるのはどうでしょうか。そのような〝対岸の火事〟的発想では、地域の医療保障・介護保障をとらえることはできません。後述しますが、このような供給抑制策は「国立病院・療養所の再編成計画」(一九八六年)から始まっています。

「公立病院改革ガイドライン」(二〇〇七年一二月)、そして直近では「新・公立病院改革ガイドライン」(二〇一五年三月末)がいずれも総務省より出されました。新しいガイドラインでは「地域医療構想をふまえた役割の明確化」が新たな柱として付け加えられています。このことは地域医療構想をふまえて公立病院の今後のあり方を検討し、場合によっては病床削減などを率先して行いやすい環境づくりが整備されているという見方ができます。公立病院の動向に注視する必要があるといえます。地域の実情をふまえて、地域住民の参加を得たうえでの判断が求められます。

国立病院、そして公立病院をめぐる改革の波、供給体制の再編策は公的医療機関にも同様に訪れています。地域医療構想をふまえた「公的医療機関等二〇二五プラン」の策定を求めるよう、二〇一七年八月四日に厚労省医政局長通知が出されています。

同通知にも記されているように、医療法上、都道府県知事は地域医療構想の達成を図るために、公的医療機関に対してより強い権限の行使が可能となっていることを確認する必要があります。

6 地域で医療保障をつくる

(1) 地域からの発信

「地域医療構想」の策定を契機として、そして「地域包括ケアシステム」の構築の政策展開を受けて、医療介護従事者・地域住民・自治体が地域の医療保障・介護保障に関する共通認識を図り、将来像を描いていくことが重要です。

「地域医療構想」が「医療費適正化計画」や国保の都道府県単位化などと連動して、公的医療費抑制の新たな政策展開であることをふまえれば、より地域の医療保障や介護保障を見つめる機会が増えることが予想されています。住民の医療アクセスを保障し、地域で議論を積み重ねて検討し、各地でこれからの医療保障を形作っていくことが求められます。

だからこそ「各都道府県だけに責任を求める考え」や「自治体にお任せ」という姿勢には同意しかねます。行政の提案に対して物を言うだけ、という姿勢ではなく、提案を地域が共同で作成し、提案そして行動には共同で責任を持つ体制づくりを進める必要があります。「専門家にお任せ」という姿勢は無責任ということにもなりかねません。

一方で、都道府県、市町村にはこのような姿勢を念頭に、会議開催と各地域の意見集約に努める事務局的役割が求められます。都道府県や市町村には、一方的に地域性を反映しないようなデータを提示することのないように配慮するとともに、すべての原因は国にあるとして責任回避をすることのないように留意したいところです。

「地域医療構想」そして「地域包括ケアシステム」の構築への努力をより意義あるものとするには、医療関係者のみならず住民参加を進め、地域からのベクトルを共同で形成する必要があります。地域住民との連動、地域における医療保障づくりをいっそう進めることが重要となっています。

(2) 地域の拠点として

これまで公的医療費抑制策として、公立病院をはじめとする公的医療機関に対して直接、供給再編策として出されたのは、「国立病院・療養所の再編成計画（統廃合や委譲計画）」（一九八六年一月）でした（拙稿「国立病院・療養所の再編成計画がもたらした地域医療への視座」『21世紀の医療政策づくり』所収、二〇〇三年、参照）。なお、その前月、一九八五年一二月には医療法改正により地域医療計画にもとづく「地域医療圏」の策定が求められました。

この「国立病院・療養所の再編成計画」に端を発し、公的医療機関は再編成を志向すべきという動きが強まっていきます。その後、公立病院が対象となり、最近では厚生連病院などの公的医療機関に対して、「病院M&A」（病院を合併したり買収したりする動きの総称）が行われています。首都圏においてはとくにその動きが目立っています。老朽化が目立つ公立病院をはじめとする公的医療機関が新築した後、短期間で民間に譲渡されるという手法も散見されます。このように、公的医療費抑制と並行して、部分的市場化・産業化が図られています。

国立病院を契機に、公立病院やその他の公的医療機関と順に対象とされてきた歴史的経過をよく見ておかなければなりません。いずれ他の病院にも及ぶことや、公立病院のベッド数が減ることによる影響も考えなくてはなりません。先述した地域医療構想をふまえた「公的医療機関等二〇二五プラン」の策定など、供給体制の再編をはじめとする政策動向を知る必要があります。当然のことながら、職員の雇用や地域経済にも影響することになります。

全国自治体病院協議会の邊見公雄会長が様々な場でご発言されているとおり、公立病院の「経営が厳しい」と言うこと自体、疑問視すべきではないかという指摘は重要です。

公立病院の最大の目標は収益の増大ではありません。公立病院は、安定的な医療の供給を図る拠点であり、地域内循環をつくり出す重要な地域経済の拠点でもある、といった視点が重要です。さらには、先述したように、いまの政策動向からの要請では、「地域包括ケアシステム」の構築に際して重要な拠点となります。

7 地域経済と医療保障

社会保障の機能については、主に①生活の安定・向上機能、②所得再分配機能、③経済安定機能の三つが挙げられます（『平成二二年版厚生労働白書』）。

この『厚生労働白書』の整理に従って、社会保障と地域経済を考えれば、まず着目したいのは経済安定機能です。同年版の『厚生労働白書』では、さらに社会保障分野の経済波及効果について言及しており、社会保障は公共事業の経済波及効果よりも高いことが明らかとなっています。さらには雇用誘発効果でも主要産業よりも高くなっていることを述べており、「社会保障は無駄」「社会保障は経済成長の足かせ」といった認識とは異なる事実を提示していることに注目したいところです。社会保障は地域経済の良い循環をつくり出し、新たな雇用を生み出すことが期待される分野ということになります。

次に注視したいのは、社会保障の生活安定・向上機能です。社会保障は地域住民の安心感をもたらし、消費活動を下支えする役割を果たすことができます。社会保障は「個人消費を支え、有効需要や雇用機会の創出と相まって、経済社会の発展を支える重要なもの」（前出、『厚生労働白書』）です。

地域住民が生活しやすい環境を整備することで地域経済が活性化します。生活しやすい環境の整備とは、地域住民が安心してお金を使うことができる環境づくりといえます。ところが、安心してお金を使うことができないのは、医療や介護、老後の暮らし、子どものこと……、といった不安を抱えているからではないでしょうか。

社会保障の所得再分配機能を強化し、社会保障の安定化を図り、地域住民の不安を取り除き、消費活動を下支えする役割を発揮することが必要となっています。国内の消費者の購買力に頼る中小零細企業が追い込まれている現状を変えていくことも期待できます。

地域循環の仕組みをイメージしながら、公立病院を単に医療供給主体としてのみ位置づけるのではなく、地域の経済の拠点として認識し整備することも重要です。

「地域医療構想」や「地域包括ケアシステム」の構築などを通して、地域の底上げを図る活動の意義、そして科学的根拠を提示しているのが前出の『厚生労働白書』の内容ということになります。

社会保障が地域経済にもたらす効果をはじめ、冷静で客観的な事実をふまえて、地域経済の良い循環をつくり出すことができるものとしてとらえることが重要です。このように、地域で医療保障をつくる視点を持ち、具体的に医療や介護などの政策動向をふまえて対応することが求められているといえます。

8 おわりに——社会保障の基本的視点とともに

社会保障は「私たちが心に体に無理をせず、働き生きることができる社会づくりを志向するもの」

といえます。貧困、失業、病気、障がい、老齢といった誰にでも起こりうる事態に備え、誰もが使える制度へと整備され、先人たちによって歴史的に積み上げられてきました。

端的に言えば、「自己責任や助け合いでは対応できない問題に対する社会的対応策」が社会保障といえるのではないでしょうか。自助努力や、家族や地域の助け合いでも対応できないからこそ、生み出された仕組みです。

ところが、社会保障で対応すべき問題を、自己責任や助け合いに還流する動きが近年、加速している現状にあります。社会保障の概念や視点を整理するとともに、社会保障がなぜ必要なのかという歴史的な認識にもとづき、客観的事実をふまえた政策展開が必要となっています。

社会保障は、①社会保険（年金、医療、雇用、労災、介護）、②社会福祉（児童福祉、障害者福祉……）、③公的扶助（生活保護）、④公衆衛生から構成されています。日本の社会保障の特徴の一つは、①の社会保険が中心となっている点です。

社会保険には社会原理と保険原理があります。社会原理とは、自己責任や相互扶助では対応できない病気・失業・老齢・障がいなどの問題に対して社会的な対応を行うもので、国庫負担や事業主負担の根拠となります。一方、保険原理とは保険の技術的側面に注目したもので、保険料を納めた者のみにサービスを提供するというもの。民間保険はこの原理のみで運営されています。

たとえば、自治体の国保の担当課などでは、国保料を滞納している市民に対して、保険原理のみを強調する場面などが散見されます。ところが、社会保険において保険原理のみを強調するのは公平性に欠けるだけでなく、社会保険に対する正確な認識を著しく欠くことになります。社会保険は社会保障の一環として整備された社会的対応策であり、その一端を担うのが国保の保険者である自治体の責務です。

国保の都道府県単位化により、市町村に加えて都道府県が保険者となります。いっそう保険者である自治体の役割は重要となります。公立病院と地域医療に関しても同様です。

公的医療保険による皆保険体制の再編に加えて、医療提供体制の再編策である「地域医療構想」の策定、そして「地域包括ケアシステム」の構築という政策動向をふまえると、地域づくりのなかで公立病院の役割はいっそう重要となります。公立病院は地域内循環をイメージした地域経済の拠点でもあります。

また、そもそも各地の地域づくりの全体の構想があって、その一環として公立病院の役割を位置づけ、「地域医療構想」が整備されるべきものではないでしょうか。社会保障の基本的視点をもとに、どのように地域づくりを進めるかが重要となります。

公立病院の役割を考えることを契機に、医療介護従事者・地域住民・自治体が地域の医療保障・介護保障に関する共通認識を図り、将来像を描いていくことが大切です。その際には、社会保障の基本的視点を持ち、医療保障・介護保障づくりを進めていく必要があるといえます。

第5章

公立病院と地域医療を守る人びと

はじめに

地域医療構想の名で、公立病院の統廃合や入院できるベッドの削減、看護師削減の動きが、各地の公立病院で起きています。公立病院改革という名で、身近な公立病院の廃止や民営化などの事態も広がっています。

総務省の公立病院改革ガイドラインは、二〇一五年三月には新公立病院改革ガイドラインにバージョンアップされて、都道府県が策定する地域医療構想が組み込まれ、経営形態見直し、再編ネットワーク、統合再編、病床削減や機能転換が公立病院に対し率先して推進されています。政府は、二〇二五年に向けた改革を進めるとしていますが、その本質は公的医療費抑制のための医療供給体制の縮小再編です。

二〇一八年度に実施される国民健康保険の都道府県単位化と医療費適正化計画が連動して進められ、医療機関のみならず自治体、地域住民までもが公的医療費抑制に駆り出される仕組みとなっています。身近な公立病院がなくなる、民営化される、短期間での退院を迫られる一方で在宅医療の整備が遅れ、各地で医療難民、介護難民といった用語が世間に溢れるような、深刻な状況が生まれているのです。

医療保険サービスの公定価格を決める二〇一八年度の診療報酬改定の議論では、「七対一病床」をはじめとした入院ベッドの再編による報酬引き下げが大きな争点になっています。これは、地域医療構想による急性期病床の大幅削減を診療報酬改定により促進するもので、公立病院でも看護師削減につながるばかりか、経営がいっそう悪化していきます。

一方では、医療イノベーションの名による医療産業推進政策には医師、研究者、資金が選択的に集中されています。神戸では、富裕層外国人向け治療を行ったＫＩＦＭＥＣ（神戸国際フロンティアメディカルセンター）で、医療事故が連続して破たんしています。保険外治療としての、患者申し出制度が大学病院などで開始され、医療を成長産業とする新自由主義的政策が進められています。国民向けには医療費抑制政策を進め、病床削減や公立病院つぶしを行う一方で、医療を成長産業とする政治の本質は何かを明確にしなければいけません。

こうした公立病院削減や入院できるベッドを削減する攻撃に対抗して、「あきらめない」を重要なキーワードとして、住民の運動が広範に広がっています。政府の社会保障解体につながる医療と介護一体改革の本質を見抜き、公立病院は地域のいのちのとりで、住民共有の財産だとして、各地で新たな住民運動が始まっています。だれでも・どこでも必要な治療が受けられ、入院できる公立病院が身近に必要です。どこに住んでいても安心して暮らせ、病院職場では働きがいと誇りを持てる地域医療を確立しなければなりません。

1　病院からベッドをなくさないで
——岐阜県・長野県との県境のまちで（坂下病院）

「こどもが体調を崩したとき、近くに大きな病院があるから安心して暮らせます。遠くに行くにはこどもにも親にも大きな負担です」「災害時に医師のいない地域でどういう行動をとればよいのでしょう」「過疎化で人口は減っても老人の割合は増え、病院を必要とする人は増える」「公立病院は営利のために組織された病院ではないから、地域住民の健康安全に貢献することを最大の目的にしてほしい」「坂下、恵北、南木曽、大桑の住民にとって、生きて生活していくのに必要とされる病院です」——。

これは、長野県との県境にある岐阜県中津川市の国民健康保険坂下病院の診療所化、つまり入院できるベッドを廃止するという動きに対して住民から出された声の一部です。

中津川市が、国保坂下病院を診療所にする方針を打ち出したのは二〇一六年六月でした。医師不足とともに、県の「地域医療構想」による病床削減方針を理由に挙げていました。これに対して、病院の存続を求める声は大きく広がり、八月には坂下病院を支える会が結成されました。坂下病院の入院ベッドを残しての署名は人口八万人余の中津川市で二万三〇六八名が集まり、そのなかで先に紹介したような切実な声がだされ、その声を集めた文集も発行されました。地元の坂下地域では、住民の八六％が署名しているとのことです。

署名だけではなく、地域の目立つところに大きな横断幕を張り出し、看板を立て、中津川市役所前では病院を残してとスタンディング行動。市長あての住民の手紙を連続して届けるという取り組みを行いました。二〇一六年一二月二一日の市議会では市長が当分の間、坂下病院のベッドを残すとの態度表明を行うに至りましたが、急性期など一般病床は中津川市民病院に集約して、今後は療養病床だけを残し、病院内に老人保健施設を移設するというものです。療養病床と老健施設への転換では病院機能の大幅な後退になるとして、岐阜県の「中津川市の医療をよくする会」と長野県の「南木曽町の医療を守る会」として、二〇一七年五月一一日に、地域医療の充実と地域病院の医師確保を求めて厚生労働省と総務省に要請し、一般病床を坂下病院に確保することを求めています。

こうした取り組みの結果、二〇一七年度では一般病床五〇床、療養病床五〇床が運営されていますが、何人かの医師は中津川市民病院に集約され、坂下病院では救急受け入れ日が限定されるなど医療機能が後退を余儀なくされています。住民たちは、ここであきらめるわけにはいかないと、国会議員に坂下病院の現状をふまえて、政府として自治体病院での医師確保対策を求め、市議会請願や地域での取り組みを引き続き行っています。

2 公立病院再編で医療過疎に拍車
――兵庫県但馬でさらに病床削減（日高病院）

二〇〇七年一二月に出された公立病院改革にもとづき、二〇〇七年度には九六一あった自治体病院は、二〇一四年には八八一に減少（第2章の**図1**参照）、多くの公立病院が地域から消えて「地域医療崩壊」が広がりました。

その先駆けになった兵庫県の但馬地域では二〇〇七年、医師不足を理由に、拠点となる病院に医師を集約配置するとして大規模な公立病院の再編が行われました。豊岡病院に集約された救急部門ではドクターヘリがフル稼働してやっといのちを守っているという、深刻な医療過疎状態に追い込まれました。

その但馬地域に、今度は地域医療構想を口実に、住民のいのちを守って奮闘している日高病院から、入院ベッドを取り上げるという動きが出ました。深刻な医師不足と経営赤字も病床廃止の口実にされています。日高病院は地域の宝だと、「地域医療をまもる但馬の会」がただちに反対の声をあげ、入院ベッドを残しての署名を開始しました。日高町が豊岡市に合併していなかったら、こうしたことは起きなかったと日高町区長協議会も存続署名に取り組みました。

こうした住民の強い声を受けて、豊岡病院組合二〇一六年一二月議会では、日高病院の病床廃止提案を当局が見送り、年度内に計画案を再提案することになりました。二〇一七年三月の公立豊岡病院組合議会では、二〇一七年度予算案で「今年九月を目途に三〇床程度に縮小する」との当局提案が可決されました。病床数は縮減されましたが、入院ベッドは守ることができました。

「地域医療をまもる但馬の会」は、入院ベッドの縮小、病院の集約など安倍政権の医療費抑制の動きを厳しく批判するとともに、世界のなかでもとくに少ない日本の医師不足を解決する根本的な政策転換の必要性を強調しています。

3 市立病院が民営化
――市内の病床数大幅減（市立川西病院）

川西北部にある市立川西病院は近隣の猪名川町や、大阪府の能勢町や豊能町からも多くの住民が通院、入院する広域的な地域医療の拠点となっています。ところが、二〇一七年五月一日に川西市長が市議会や病院職員に相談もせず、一方的に指定管理化と市南部への移転構想案をマスコミに公表し、二〇一七年の六月川西市議会で、川西病院を指定管理にできるという条例（川西病院事業の設置に関する条例の一部改正）が、多くの市民が傍聴に駆けつけるなかで可決しました。

川西病院を指定管理にし、民間医療法人に運営委託したうえで南部に移転し、一五〇床の病床を削減するというものが市長構想案ですが、市民への説明会はわずか二日二会場で行われただけで、参加者の意見はほとんどが反対を表明するものでした。川西病院職員労働組合の納得も同意も得られていないなかで、一一月には指定管理者の公募も実施されました。

こうした住民と職員無視ともいえる事態に対して、一一月二六日には川西病院を考える集いが市民と野党の共闘のかたちで開催され、一三〇人の住民と各会派の議員が参加しました。川西病院の立地する周辺の三つの小学校区のコミュニティ推進協議会からは、川西北部の地域医療を守れとの市長あての緊急要望も出されています。

「川西の医療と介護をよくする会」や「川西北部に総合病院の存続を求める会」はじめ、多くの住民が川西病院の存続を求める声をあげ、市長構想の白紙撤回を求める署名は一二九〇〇名に達し、一二月一四日に多くのマスコミが取材するなかで市長に提出されました。

市長構想案では、財政規模は用地費や建設費、医療機器購入費など一七六億円で、そのうち四〇％は地方交付税で措置されるとなっています。しかし、移転先用地が皮革工場集積地の跡地で六価クロムによる土壌汚染対策費が必要であり、川西市防災マップでは当該用地は浸水災害が予想される地域になっており、浸水対策費も必要になっています。川西病院移転の代替機能としていた北部急病センターも地域の医療ニーズに合わず、大幅な見直しが医療関係者から求められ、県の助言で北部診療所に名称変更するなど、構想案の前提が大きく崩れてきています。

こうしたことになるのは、川西市長が住民のいのちを守るという地方自治の大原則を守らず、医療費抑制政策と公立病院改革ガイドラインの実行を求める国方針優先の市政になっているからです。

二〇一八年秋には川西市長選挙と川西市議会選挙が同時に実施されますが、市立川西病院と川西の地域医療をどう守るのかが大きな争点になります。

4 医療圏を越える再編と経営形態見直しを進める
——三田市民病院

兵庫県の地域医療構想では、阪神北圏域と丹波圏域での病床削減を必要とするとし、三田市民病院は隣接する神戸圏域や丹波圏域との医療連携を検討する必要があるとしました。

その兵庫県地域医療構想を受けて、三田市は新公立病院改革プランを策定し、独立行政法人化や指定管理化などの経営形態見直しとともに、医療圏を越えた病院の統合再編を検討することを打ち出しました。こうした当局の動きに対して、「三田の地域医療と介護をよくする会」が結成され、市当局の一方的な公立病院再編を許さないために住民の声を集めようと、「市民病院に関するアンケート」に取り組みました。市内の調剤薬局の協力も得て、三田市民病院の利用者や住民から、短期間に一〇〇〇名を超える回答を得ています。

「医師や看護師の説明が丁寧」「一〇日入院した。医師、看護師の対応非常に良い。いざという時の病院はありがたい」「入院し、医師、看護師が親切で安心できた。市直営だから皆忙しくても頑張っていると思う」など感謝の声が多数寄せられ、市民病院の存続を求める声が圧倒的となっています。

小児科や産婦人科の充実と救急体制の確立など、公立病院だからこそできる政策医療への期待が多く寄せられています。

三田市長が経営形態見直しの構えを見せているなかで、「三田の地域医療と介護をよくする会」では、アンケートに続いて市立病院の民営化に反対する署名運動が取り組まれています。

三田市民病院との再編ネットワーク化の検討対象の一つと見られている神戸市北区の済生会兵庫県病院のある神戸市北区では、「済生会兵庫県病院の存続充実を求める会」が結成されて、神戸市議会長あてに陳情署名が開始されています。神戸市は臨海部の医療産業都市政策に重点がおかれ、医療機関と研究施設の集積を進めていますが、市内北部の地域医療もしっかりと守る責任が問われています。

同じく三田市民病院との統合再編の動きが懸念されていた篠山市では、国立篠山病院の存続運動を引き継いでいる「篠山市の医療をよくする会」が、市長への申し入れと懇談を実施。酒井隆明市長は、国立篠山病院を引き継いだ兵庫医大篠山医療センターは地域には絶対必要、地域の将来を考えると出産できる病院があることは必須条件、病院を守っていきたいと表明しています。

5　連携中枢都市で公立病院の統合再編

——県立姫路循環器病センター、製鉄記念広畑病院

姫路市では、県立姫路循環器病センターと製鉄記念広畑病院が二〇一八年度基本実施設計、二〇一

九年度着工、二〇二二年度オープンを目途に統合され、姫路駅東の姫路市所有地イベントゾーン（高等教育・研究エリア）に高層ビルの新病院として建設する計画が進んでいます。

この高層ビルには、姫路獨協大学や栃木県にある獨協医科大学などを経営する獨協学園による医療系高等教育機関と研究機関が設置され、新県立病院はこれらの併設医療機関とされています。現在二つの病院が行っている医療内容は引き継がれることになっていますが、研究開発に組み込まれ、新薬開発のための入院患者による臨床治験も行われます。

この計画を議論した「医療系高等教育・研究機関に関する懇談会」は、姫路市副市長が座長となっています。姫路市長は二〇一七年六月議会での本会議質問に、「学術振興、地域の活性化に寄与するとして、市は獨協学園に必要な支援を行う。」と答弁するなど、県立病院の統合再編に姫路市が深く関与しています。

連携中枢都市の中心部に設置される研究開発病院として、はりま成長戦略会議による新都市ビジョンにも取り込まれ、医療産業に貢献する研究開発部門として産官学金の連携事業の一環に位置づけられる可能性も生まれてきています。研究開発病院としての新薬開発（治験）の名目で、保険外治療も可能になります。

県立病院に統合される製鉄記念広畑病院は姫路市南西部に立地して、毎日七一八名の外来患者、年間一一万を超える延べ入院患者が利用しています。県主導で姫路駅前への広畑記念病院の移転計画を進めて、この地から病院がなくなれば姫路市南西部の地域医療に重大な影響がでます。

「移転後医療の確保に努力」と県は説明していますが、現在の製鉄記念広畑病院は二八診療科、三九二ベッド、六五人の医師体制の総合病院であり、同じ医療機能の病院が来ることはきわめて困難です。

こうしたなかで、「姫路の地域医療と介護を守る会」が結成されて、製鉄記念広畑病院の移転後の姫路市南西部の地域医療を守る取り組みが進められています。

6 たたかいの展望はどこにあるのか

(1) 政府の攻撃の根本的な矛盾

政府の医療費抑制政策は増加する高齢者にふさわしい医療と介護の提供体制を整備するのではなく、逆に供給体制の縮小とサービス後退を進めるものになっているため、こうした政策を進めること自体が医療難民、介護難民発生を生み出していきます。ここに攻撃の根本的な矛盾が横たわっています。

二〇二五年には団塊の世代が後期高齢者層に入るとして、その時点に照準をあてて医療提供体制と入院機能を根本的に縮小再編するのが、地域医療構想の名による病床削減・再編です。二〇二五年時点で高齢者人口は増えるのに、人口全体数が減少することを前提に、ビッグデータを屈指して精緻な計算式を展開していますが、結論はどの地域でも入院機能が大幅に縮小されることになります。しかも、総ベッド数削減を達成していくために、都道府県に大きな権限を持たせて公立病院からベッド削減を行うのが政府の戦略です。これが総務省の新公立病院改革と重層して地域に打撃をあたえるのが、公立病院を軸とした統合再編となって現れています。

二〇一七年八月四日に厚生労働省医政局長名で「地域医療構想を踏まえた『公的医療機関等二〇二五プラン』策定について（依頼）」が出されました。そのなかで、「病院事業を設置する地方公共団体においては、二〇一六年度中に新公立病院改革プランを策定することとされており、策定した新公立病院改革プランをもとに、地域医療構想調整会議に参加することで、地域医療構想の達成に向けた具体的な議論が促進されるものと考えております」。「医療法上、都道府県知事は、地域医療構想の達成を図るため。公的医療機関等に対してより強い権限の行使が可能となっております」などと、県の権限行使により公立病院を通じた地域医療構想の実現を行うとしています。

各地でこうした強権的な公立病院統合再編や民営化に対して、反対する大きな住民運動が起きているように、人間の尊厳を支える医療を抑制する政策は矛盾が避けられません。

基本的人権をささえる社会保障は時の政府の都合で縮小し、改悪できるものではありません。憲法違反の戦争法や医療・介護の改悪を議席多数に依拠して実行することは、「そもそも国政は、国民の厳粛な信託によるものであつて、その権威は国民に由来し、その権力は国民の代表者がこれを行使し、その福利は国民がこれを享受する」とした日本国憲法から完全に逸脱するものであり、このゆがみを正す力を国民自身がもっています。

(2) 地方交付税制度の悪用の限界

地方交付税は全国どこに住んでいても一定の住民サービスが受けられるように財政保障するもので、政府は、「地方交付税は、本来地方の税収入とすべきであるが、団体間の財源の不均衡を調整し、すべての地方団体が一定の水準を維持しうるよう財源を保障する見地から、国税として国が代わって徴収し、一定の合理的な基準によって再配分する、いわば国が地方に代わって徴収する地方税（固有財源）という性格をもっています」と総務省ホームページで説明しています。

ところが、政府は地方交付税本来の制度をゆがめて、公立病院の統廃合政策を遂行する財政措置を進めています。一方で、図書館、学校給食、ゴミ収集などは民間委託している自治体を行革トップランナーと評価して、民営化すれば効率化できるとして、地方交付税を算定する基準財政需要額の算定式の改悪を進めています。

地方交付税の総額が、所得税・法人税の三三・一％（平成二七年度から）、酒税の五〇％（平成二七年度から）、消費税の二二・三％（平成二六年度から）、地方法人税の全額（平成二六年度から）とされ総額が決まっていますから、公立病院などの統廃合で地方交付税の優遇措置をとれば、他の分野で減額しなければならないのではないでしょうか。

自治体の側からすれば、政府による公立病院統合再編政策を実行すれば偽装的に優遇される一方で、民営化など行革を進める圧力がかかり、住民サービス維持に本来必要な地方交付税配分額が減額されるという許せない悪政になっています。こうした政府のさじ加減で自治体の財政基盤が揺らぐという地方自治の否定は、永続するものではありません。

(3) 地域と住民の暮らしの実態無視

医療過疎地域は現在でも医療提供が不十分なのに、それを基準にして、二〇二五年時点での総人口減少を前提とした推計値を出す地域医療構想は、医療過疎が加速される悪循環を地域に持ち込みます。本来必要な政策を逆方向にバイアスをかける政府の医療政策が、住民の怒りと憤りの声を生み出しています。国民から命の尊厳を奪っているのが、安倍政治の実態です。

国民皆保険制度は、いつでも・どこでも必要な医療を受けられることをめざしてきました。すでに介護は保険あって介護なしの崩壊が始まっています。いのちをささえる医療でも、高額の保険料を払っていても、居住する地域よっては必要な医療が受けられないという地域格差が広がり、地域医療崩壊が始まっているのです。

しかし、地域医療を守る取り組みが確実に広がっています。いわゆる無党派とよばれる人びとや、政治には無関心だった人びとも含めて、公立病院と地域医療を守るたたかいが各地で始まっています。

兵庫の但馬地域などいくつかの地域では、公立病院から入院ベッドを廃止しようとする攻撃に、保守層も含めたベッド存続を求める強い声がだされ、当局の攻撃を貫徹させることを防いでいます。この地域は、兵庫県全体の四分の一を占める広大な面積のなかで、一〇年前から前公立病院改革による公立病院再編攻撃に対して全地域でたたかいを繰り広げています。いのちと人間の尊厳をかけたたたかいが連綿と引き継がれているのです。政府は机上の数値計算だけで公立病院と病床削減ができると考えているようですが、生きた人間の闘いがこれと対峙しているのです。

(4) 民営化の本質

小児科、産婦人科、救急などの不採算部門は、政策医療として公立病院の使命として不可欠な部門として設置され、自治体の一般会計からも繰り入れが認められています。

しかし、公立病院の効率化として指定管理や民間譲渡するなどの経営形態見直しを政府がガイドラインを示して進めています。地域に不可欠な政策医療分野を放棄してでも、自治体財政の「健全化」を進めて、他の公共事業などを成長分野として財政投下先の変更を迫るものとなっています。地域では、「公立病院が赤字で何が問題なのか」の声が出されるのが自然なものになっているのです。

「住民の命をまもるためにこそ税金を払っているのだ」の声を無視して、公立病院の民営化などの経営形態見直しを強行した場合に、結果として公立病院が担っている政策医療が切り捨てられることになり、地域医療の崩壊の糸口が切られることになります。公立病院の経営形態見直しという政策に多くの住民が反対し、いのちの保障を失う怒りの声を出しています。民でできるものは民でというフレーズが、公立病院に至っては住民に拒否され、政策の中身を問いただすということになっているのです。

(5) 住民の声、要求がたたかいの原動力

入院から在宅へ、施設から地域への「川上から川下へ」の政策は、実態として川上改革は精緻な数値を操りながらきわめて迅速に進むのに、川下改革は遅遅として進まず、結局、医療費と介護費の安上がりをめざすもので、人間の尊厳を支える社会保障の切り崩しとなっています。

この現実を前にして、耐えかねた住民が怒りの堰を切って立ち上がっているのです。二〇一八年は国保の都道府県単位化など、医療費抑制を目的に都道府県が権限をもった制度改定が実行され、各地域でそれぞれ起きているたたかいが、連帯しつながっていく可能性を生みだしています。

第七期介護保険計画が開始され、医療供給体制と連動した地域包括ケアシステムのあり方も問われることになります。在宅政策を空白にしたままで、入院と施設の提供体制縮小だけを推し進めることはできません。医療を奪う攻撃への怒りから、地域医療のあり方を住民の側から政策提案を行うことができる新たなたたかいの段階にも入ります。政府による医療と介護の改悪攻撃を国民的反撃で押し返し、地域医療崩壊から再生と発展への転換の可能性を多くの住民と医療関係者がつかんで、公立病院と地域医療を守る反転攻勢の流れをつくっていかなければなりません。

おわりに——新たな住民のたたかいが広がる

川上改革が急速に進み、入院できない人や病院からの早期退院が迫られる人が増える一方で、受け

皿となる川下改革（在宅医療の整備）は遅れ、医療難民が増えています。

多くの自治体では、病院医療と在宅医療、介護を総合的に連携させる地域包括ケアシステムの確立はこれからの課題にとどまっています。

「川上から川下へ」の改革と称して、病院のベッドを削減し、在宅医療と在宅介護への流れをつくると言いながら、現実には医療難民、介護難民を大量に発生させています。政府の「医療と介護一体改革」が社会保障改悪に他ならないことの本質を見抜き、それに負けない職場と地域のたたかいが必要です。

地域の公立病院はいのちのとりで、住民共有の財産だとして、全国各地で新たな住民運動が始まっています。一人でも多くの方に「地域の公立病院を守る」勇気と展望を持っていただき、新たなたたかいがさらに広がることを願うものです。

■執筆者紹介（執筆順）

横山壽一（よこやま　としかず）
1951年生まれ。佛教大学社会福祉学部教授。本書の第1章執筆。
主な著作に、『安倍医療改革と皆保険体制の解体』〔共著〕（大月書店）、『社会保障の市場化・営利化』（新日本出版社）。

池尾　正（いけお　ただし）
1955年生まれ。日本自治体労働組合総連合医療部会議長、堺市立病院機構労働組合書記長。本書の第2章執筆。
主な著作に、『地域医療を支える自治体病院』〔共著〕（自治体研究社）、「地域医療を守る自治体病院のいま」『議会と自治体』2015年10月号。

増田　勝（ますだ　まさる）
1958年生まれ。日本自治体労働組合総連合中央執行委員。本書の第3章、コラム①、コラム②執筆。
主な著作に、『地域医療を支える自治体病院』〔共著〕（自治体研究社）、「医療の市場化と公立病院の現状、各地の取組」『これでいいのか自治体アウトソーシング』〔共著〕（自治体研究社）。

長友薫輝（ながとも　まさてる）
1975年生まれ。津市立三重短期大学生活科学科教授。本書の第4章執筆。
主な著作に、『長友先生、国保って何ですか』〔共著〕（自治体研究社）、『市町村から国保は消えない』〔共著〕（自治体研究社）。

今西　清（いまにし　きよし）
1953年生まれ。元日本自治体労働組合総連合専門委員、兵庫の地域医療をよくする会代表。本書の第5章執筆。
主な著作に、「地域医療構想が公立病院と地域医療を危機に追い込む」『月刊保団連』2016年5月号、『個人情報丸裸のマイナンバーはいらない！』〔共著〕（大月書店）。

いま地域医療で何が起きているのか

——「地域医療構想」のねらい

2018年4月2日　初版第1刷発行

著　　者　横山壽一・池尾　正・増田　勝・長友薫輝・今西　清
装　　丁　波多英次
発 行 者　木内洋育
編集担当　真田聡一郎
発 行 所　株式会社 旬報社
〒162-0041　東京都新宿区早稲田鶴巻町544　中川ビル4階
TEL 03-5579-8973　FAX 03-5579-8975
ホームページ　http://www.junposha.com/
印刷・製本　中央精版印刷 株式会社

ISBN978-4-8451-1538-9